Mit freundlicher Empfehlung
von Wyeth Pharma

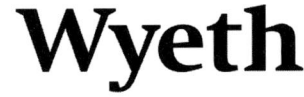

Sexualhormone und Psyche

Grundlagen, Symptomatik, Erkrankungen, Therapie

Herausgegeben von
Herbert Kuhl

unter Mitarbeit von
Wilhelm Braendle
Meinert Breckwoldt
Anita Riecher-Rössler
Anke Rohde

Georg Thieme Verlag
Stuttgart · New York

Die Deutsche Bibliothek –
CIP-Einheitsaufnahme

Sexualhormone und Psyche : Grundlagen, Symptomatik,
Erkrankungen, Therapie / hrsg. von Herbert Kuhl
unter Mitarb. von W. Braendle .... – Stuttgart ; New York :
Thieme, 2002
ISBN 3-13-132621-2

Prof. Dr. phil. nat. Herbert Kuhl
Johann Wolfgang Goethe-Universität
Zentrum der Frauenheilkunde u. Geburtshilfe
Theodor-Stern-Kai 7
60590 Frankfurt am Main

© 2002 Georg Thieme Verlag
Rüdigerstraße 14
D-70469 Stuttgart
Unsere Homepage: http://www.thieme.de

Printed in Germany

Umschlaggestaltung: Thieme Verlagsgruppe
Umschlagfoto: PhotoDisc, Inc. Bei der abgebildeten Person
handelt es sich um ein Modell, das nur zu Illustrationszwe-
cken verwendet wurde.
Satz und Druck: Sommer Druck, 91555 Feuchtwangen

ISBN 3-13-132621-2   1 2 3 4 5 6

Wichtiger Hinweis: Wie jede Wissenschaft ist die Medizin
ständigen Entwicklungen unterworfen. Forschung und klinische Erfahrung erweitern unsere Erkenntnisse, insbesondere was Behandlung und medikamentöse Therapie anbe-
langt. Soweit in diesem Werk eine Dosierung oder eine
Applikation erwähnt wird, darf der Leser zwar darauf ver-
trauen, dass Autoren, Herausgeber und Verlag große Sorg-
falt darauf verwandt haben, dass diese Angabe **dem Wis-
sensstand bei Fertigstellung des Werkes** entspricht.

Für Angaben über Dosierungsanweisungen und Appli-
kationsformen kann vom Verlag jedoch keine Gewähr
übernommen werden. **Jeder Benutzer ist angehalten,**
durch sorgfältige Prüfung der Beipackzettel der verwendeten Präparate und gegebenenfalls nach Konsultation eines
Spezialisten festzustellen, ob die dort gegebene Empfehlung für Dosierungen oder die Beachtung von Kontraindi-
kationen gegenüber der Angabe in diesem Buch abweicht.
Eine solche Prüfung ist besonders wichtig bei selten verwendeten Präparaten oder solchen, die neu auf den Markt
gebracht worden sind. **Jede Dosierung oder Applikation
erfolgt auf eigene Gefahr des Benutzers.** Autoren und
Verlag appellieren an jeden Benutzer, ihm etwa auffallende
Ungenauigkeiten dem Verlag mitzuteilen.

Inhaltsverzeichnis

Vorwort

Die Bedeutung der Sexualhormone beschränkt sich nicht auf ihre Funktion bei der Fortpflanzung. Zwar sind die während einer Schwangerschaft auftretenden hormonalen Veränderungen, vor allem der gewaltige Anstieg der Östrogenspiegel, darauf ausgerichtet, optimale Bedingungen für das Ziel der Reproduktion zu schaffen. Die damit verbundene Sensitivität vieler Organe und Gewebe gegenüber dem Einfluss der Östrogene, Gestagene und Androgene bringt es jedoch mit sich, dass viele Frauen auch außerhalb einer Schwangerschaft auf einen Anstieg oder Abfall der Serumkonzentration dieser Hormone – seien diese endogenen oder exogenen Ursprungs – reagieren. Entsprechend der individuellen Prädisposition kann man im Verlaufe eines Menstruationszyklus, nach der Menopause oder unter der Behandlung mit Östrogenen und Gestagenen ein weites Spektrum psychischer oder somatischer Symptome beobachten, die zum Teil Krankheitswert erreichen bzw. ernsthafte Erkrankungen darstellen.

Diese Tatsache macht deutlich, dass viele der Aufgaben und Probleme, mit denen die Gynäkologen und insbesondere die gynäkologischen Endokrinologen täglich konfrontiert werden, nur durch eine interdisziplinäre Zusammenarbeit in optimaler Weise gelöst werden können. Umgekehrt würde eine engere fächerübergreifende Kooperation zwischen dem Chirurgen, Kardiologen, Neurologen, HNO-Facharzt, Psychiater usw. auf der einen und dem gynäkologischen Endokrinologen auf der anderen Seite in vielen Fällen die Situation der Patientinnen verbessern können.

Die intensive Beschäftigung mit den Wirkungen und Nebenwirkungen der hormonalen Kontrazeption und der Hormonsubstitution führt zwangsläufig zu der Erkenntnis, dass gerade in dieser Hinsicht große Wissenslücken und Informationsdefizite bestehen. Mit den bisher durchgeführten Interdisziplinären Frankfurter Gesprächen, welche den Einfluss der Sexualhormone auf neurologische Phänomene und Erkrankungen, die Psyche und psychiatrische Erkrankungen, Hals-, Nasen- Ohren- und Augenerkrankungen zum Thema hatten, wurde der Versuch unternommen, eine Bestandsaufnahme der gesicherten wissenschaftlichen Erkenntnisse und der vielen offenen Fragen zu erarbeiten. Bei diesen Gesprächen wurde die Zahl der Teilnehmer auf jeweils drei gynäkologische Endokrinologen und drei Experten der betreffenden Fachdisziplin begrenzt, um eine effiziente Diskussion zu ermöglichen. Auf der Basis von Kurzvorträgen, mit denen versucht wurde, das gesamte Spektrum der gemeinsamen Fragen einzubeziehen, wurden die vorhandenen und die fehlenden Daten ausführlich diskutiert. Die erarbeiteten Stellungnahmen, die anschließend veröffentlicht wurden, sollten dazu dienen, sowohl die Gynäkologen als auch die niedergelassenen Kollegen der anderen Fächer ausführlich über den aktuellen Kenntnisstand zu informieren.

Im Rahmen der Interdisziplinären Frankfurter Gespräche fand am 26. Mai 2000 in Bad Soden/Taunus ein Workshop statt, bei dem Psychiater und gynäkologische Endokrinologen über die Bedeutung der Sexualsteroide für die Entstehung und den Verlauf psychischer Störungen diskutierten. Dabei wurde deutlich, in welchem Ausmaß der praktizierende Gynäkologe mit Problemen konfrontiert ist, die das Fachgebiet der Psychiatrie mehr als nur berühren. Als Beispiele seien nur das prämenstruelle Syndrom, die psychischen Probleme im Klimakterium oder die postpartale Depression erwähnt; dazu kommen die psychischen Nebenwirkungen der oralen Kontrazeptiva und anderen Hormonpräparate, der Einfluss von Neuroleptika auf die Fertilität, oder Interaktionen zwischen Ovulationshemmern und Neuroleptika. Auf der anderen Seite wird man sich auch in der Psychiatrie zunehmend der Bedeutung der Sexualhormone hinsichtlich der Manifestation, Symptomatik und des Verlaufs psychischer Erkrankungen bewusst.

Der Einfluss des Zyklus oder eines Östrogenmangels auf affektive Störungen oder Psychosen, die Fragen nach der optimalen Kontrazeption oder der Einfluss der Östrogene auf die Wirksamkeit von Neuroleptika sind Themen, die für die Arbeit des Psychiaters immer wichtiger werden.

Teilnehmer dieser Gesprächsrunde waren seitens der gynäkologischen Endokrinologie:

Prof. Dr. Wilhelm Braendle (Abteilung für gynäkologische Endokrinologie und Reproduktionsmedizin, Universitäts-Frauenklinik Hamburg),

Prof. Dr. Meinert Breckwoldt (Universitäts-Frauenklinik Freiburg) und

Prof. Dr. Herbert Kuhl (Zentrum der Frauenheilkunde und Geburtshilfe, Klinikum der J.W. Goethe-Universität Frankfurt)

Die Psychiatrie wurde vertreten von:

Frau Prof. Dr. Anita Riecher-Rössler (Kantonsspital, Psychiatrische Universitäts-Poliklinik Basel),

Frau Prof. Dr. Anke Rohde (Funktionsbereich Gynäkologische Psychosomatik, Klinik und Poliklinik für Geburtshilfe und Frauenheilkunde, Rheinische Friedrich-Wilhelms-Universität Bonn)

Prof. Dr. Eckhart Rüther (Zentrum der Psychiatrischen Medizin, Fachabteilung Psychiatrie, Klinikum der Universität Göttingen)

Nach Abschluss der ausführlichen Diskussion zu den einzelnen Themen wurde eine gemeinsame Stellungnahme über den Einfluss des Menstruationszyklus, der Schwangerschaft, der hormonalen Kontrazeption, des Klimakteriums, der Postmenopause und der Hormonsubstitution auf die Psyche und den Verlauf psychiatrischer Erkrankungen erarbeitet. Diese Stellungnahme, die im FRAUENARZT 2001; 42:154–160 sowie in PSYCHO 2000; 26: 568–575 unter dem Titel „Sexualhormone und Psyche – Ergebnisse des 2. Interdisziplinären Frankfurter Gesprächs zur Kontrazeption" veröffentlicht wurde, fasst die wichtigsten Ergebnisse des Workshops zusammen und bietet gleichzeitig einen Überblick über den gegenwärtigen Kenntnisstand zum Thema „Sexualhormone und Psyche". Sie ist im Anschluss an dieses Vorwort wiedergegeben.

Wegen der Bedeutung der angesprochenen Themen und der Komplexität der Materie entschloss sich die Mehrheit der Teilnehmer, ausführliche Übersichtsarbeiten zu den einzelnen Themenbereichen zu verfassen, die im vorliegenden Buch abgedruckt sind. Dadurch bietet sich allen interessierten Ärzt/innen die Möglichkeit, sich den einzelnen Problemen sowohl vom Standpunkt des Psychiaters als auch aus der Sicht des gynäkologischen Endokrinologen zu nähern.

Herbert Kuhl, Frankfurt, April 2002

Einführung: Sexualhormone und Psyche

Ergebnisse des 2. Interdisziplinären Frankfurter Gesprächs zur Kontrazeption

Sexualsteroide haben einen starken Einfluss auf das Zentralnervensystem (ZNS) und damit auf die Psyche und das Verhalten. Bei disponierten Frauen kann ein Anstieg oder Abfall der ovariellen Hormone dazu führen, dass die psychische und somatische Befindlichkeit in einem Maße beeinflusst wird, dass die Leistungsfähigkeit und Lebensqualität erheblich verändert werden. Beispiele sind Stimmungsschwankungen im ovulatorischen Zyklus (z.B. prämenstruelles Syndrom), postpartale und perimenopausale depressive Verstimmungen bzw. Depressionen, die Besserung des Wohlbefindens durch eine Östrogensubstitution und die teilweise zu beobachtende Verschlechterung durch die zyklische Gestagengabe sowie psychische Veränderungen nach Beginn oder Beendigung der Einnahme oraler Kontrazeptiva. Inwieweit eine genetische Komponente eine Rolle spielt, ist nicht geklärt. Auch bestehende psychische Erkrankungen können durch hormonale Veränderungen beeinflusst werden.

Einfluss der Sexualsteroide auf das Zentralnervensystem

Östrogene haben einen aktivierenden Einfluss auf das ZNS; sie verstärken die synaptische Vernetzung und steigern die Erregbarkeit der Neuronen. Progesteron und die verschiedenen synthetischen Gestagene antagonisieren die Östrogenwirkung auf unterschiedlichen Ebenen. Ein sedierender Effekt geht jedoch nur von Progesteron und den Progesteronderivaten aus. Die Wirkungen der Sexualsteroide auf das ZNS verlaufen zum Teil über genomische Mechanismen, teilweise auch über die Bindung an neuronale Membranrezeptoren. Während die Serotoninaktivität durch Östrogene verstärkt und durch Gestagene verringert wird, variieren bei den adrenergen, cholinergen und dopaminergen Systemen die Wirkungen der Östrogene und Gestagene zeit- und konzentrations-abhängig in den verschiedenen Bereichen des ZNS.

Die aktivierende Eigenschaft der Östrogene beruht vor allem auf einer Verstärkung der Wirkung der exzitatorischen Aminosäuren Asparaginsäure und Glutaminsäure am NMDA-Rezeptor (N-Methyl-D-Aspartat-Rezeptor). Östrogene fördern die Bildung dieser Rezeptoren auf den Neuronen sowie die Freisetzung und Wirkung der Asparagin- und Glutaminsäure und verstärken die synaptischen Verbindungen. Dabei findet man im ZNS große regionale Unterschiede.

Aufgrund ihres antiöstrogenen Effekts reduzieren Gestagene die Östrogenwirkungen und die Zahl der synaptischen Verbindungen und schwächen die Wirkung exzitatorischer Aminosäuren ab. Darüber hinaus hat Progesteron eine ausgeprägte dämpfende und sedierende Wirkung, die im Wesentlichen von seinen Ring A-reduzierten Metaboliten, dem $3\alpha,5\alpha$- und $3\alpha,5\beta$-Pregnanolon, ausgeht. Dabei binden diese Steroide am $GABA_A$-Rezeptor, bewirken eine Hyperpolarisation und verstärken den sedierenden und anxiolytischen Effekt von Benzodiazepinen und Barbituraten. Die Zusammensetzung des $GABA_A$-Rezeptors und damit der Einfluss der Gestagene und Antidepressiva schwankt in den verschiedenen Regionen des ZNS.

Östrogene und Gestagene erhöhen die Freisetzung des β-Endorphins, welches durch die Hemmung der Dopamin- und Noradrenalin-Freisetzung einen dämpfenden Einfluss auf das ZNS hat. Ein rascher Abfall dieser Steroide kann deshalb zu einer Zunahme der Erregbarkeit führen.

Bei der Entstehung depressiver Verstimmungen spielt vermutlich das Serotoninsystem eine tragende Rolle. Es wird angenommen, dass die antidepressive Wirkung der Östrogene über eine Verstärkung der Serotoninaktivität zustande kommt. Sie erhöhen das Wohlbefinden und die mentale Aktivität und verbessern die sensorischen Fähigkeiten. Die östrogeninduzierte Erhöhung der Serotoninaktivität beruht wahrscheinlich auf einer Zunahme der Serotonin-Freisetzung und der Serotoninrezeptoren sowie einer Hemmung des Serotoninabbaus durch die Monoaminoxidase (MAO) und die Catecholaminomethyltransferase (COMT). Gestagene verstärken die Aktivität der MAO und reduzieren dadurch die Serotoninkonzentration. Der antiöstrogene Effekt der Gestagene macht sich in einer Abnahme der Serotoninaktivität, u.a. über eine Verstärkung der MAO-Aktivität, bemerkbar. Dementsprechend beobachtet man unter der zusätzlichen Gabe eines Gestagens zum Östrogen häufig eine Verschlechterung der Stimmung.

Bei der Entstehung von Ängstlichkeit spielt die dämpfende Wirkung der Gamma-Aminobuttersäure (GABA) eine wichtige Rolle, denn $GABA_A$-Agonisten haben einen günstigen, $GABA_A$-Antagonisten einen ungünstigen Einfluss. Angst scheint mit einer gewissen Ineffizienz der dämpfenden $GABA_A$-Funktion zusammenzuhängen.

Bei akutem Stress kommt es zunächst zu einer raschen Blockade der $GABA_A$-Rezeptorbindung und damit der dämpfenden Wirkung der GABA. Dadurch werden verstärkt der Corticotropin-Releasing Factor (CRF) und infolgedessen das ACTH freigesetzt. Letzteres löst eine akute Steigerung der adrenalen Sekretion von Cortisol aus, welches exzitatorisch wirkt. Anschließend kommt die Gegenregulation in Gang, wobei die Verstärkung der dämpfenden Wirkung der GABA eine wichtige Rolle spielt. An dieser Gegenregulation sind verschiedene metabolische Vorgänge beteiligt: aus der exzitatorischen Glutaminsäure entsteht durch CO_2-Abspaltung die dämpfend wirkende GABA, aus den aktivierenden Steroiden Pregnenolon, DHEA und Corticosteron die Metaboliten Pregnanolon, Androsteron und Tetrahydrodeoxycorticosteron, welche die dämpfende Wirkung der GABA am Rezeptor verstärken. Die doppelte Funktion vor allem der Glukokortikoide – rasche Aktivierung und anschließende Gegenregulation – ist von besonderer Bedeutung für die Bewältigung von Stresssituationen und für ein Ausbalancieren von Erregungen. Das Auftreten von Angst und möglicherweise auch von Depressionen könnte man als ein Versagen der normalen Adaptation bei Stress bzw. als Folge einer unzureichenden Effizienz der dämpfenden GABA-Funktion betrachten, das zu individuellen Überreaktionen führt. Da Estradiol und Progesteron sowohl die Exzitation als auch die Gegenregulation durch das dämpfende GABA-System beeinflussen, können hormonale Veränderungen

bei entsprechender Disposition depressive Verstimmungen, Angst, emotionale Instabilität, Reizbarkeit usw. auslösen.

Im Gegensatz zur akuten aktivierenden Wirkung der Glukokortikoide kann ihr längerfristiger Einfluss, z.B. bei chronischem Stress, zu einer Abnahme der synaptischen Verbindungen führen.

Wechselwirkungen von Östrogen/Gestagen-Präparaten mit Psychopharmaka

Die Wirkung bestimmter Antidepressiva, wie z.B. Imipramin und Fluoxetin, kann durch Östrogene verstärkt werden. Unter der Einnahme von oralen Kontrazeptiva kann es zu einer Hemmung des Abbaus und der Clearance verschiedener Tranquilizer (z.B. Diazepam, Alprazolam, Triazolam) kommen, so dass ihre Plasmaspiegel ansteigen und damit ihre Wirkungen und Nebenwirkungen verstärkt werden.

Andererseits gibt es Antidepressiva, Neuroleptika, Tranquilizer und Hypnotika, die über eine Induktion hepatischer Enzyme die Inaktivierung kontrazeptiver Östrogene und Gestagene verstärken. Deshalb kann es bei gleichzeitiger Anwendung von hormonalen Kontrazeptiva und diesen Medikamenten zu ungewollten Schwangerschaften kommen. Nur für wenige der zur Zeit verwendeten Medikamente sind solche Fälle berichtet oder der pharmakologische Nachweis einer Wechselwirkung geführt worden (Tab. **1**). Für die meisten Präparate fehlen die entsprechenden Untersuchungen.

Falls eine Interaktion möglich ist, so beobachtet man große interindividuelle Unterschiede. Bei manchen Frauen sind die Einflüsse stark, bei anderen ist dagegen keine Veränderung der Serumspiegel festzustellen. Um das Risiko einer ungewollten Schwangerschaft sowie teratogener Wirkungen von Psychopharmaka möglichst gering zu halten, sollte bei deren Anwendung auf eine zuverlässige Kontrazeption, z.B. mit einem Intrauterinpessar oder oralen Kontrazeptiva, geachtet werden. Wenn die hormonale Kontrazeption bevorzugt wird, so wird empfohlen, zur Erhöhung der kontrazeptiven Sicherheit niedrig dosierte Ovulationshemmer vom monophasischen Kombinationstyp (z.B. Leios, Valette, Cilest, Microgynon, Marvelon) kontinuierlich ohne hormonfreie Intervalle einzunehmen. Da bei einem Teil der Frauen im hormonfreien Intervall von 7 Tagen die Follikelreifung beginnt, wird durch dieses veränderte Einnahmeschema die

Tab. **1** Mögliche Beeinträchtigung der kontrazeptiven Wirkung von oralen Kontrazeptiva durch Antidepressiva, Neuroleptika und Tranquilizer. Die Angaben sind der Literatur entnommen und erheben keinen Anspruch auf Vollständigkeit.

Substanz	Interaktion
Alprazolam	Verstärkung des Metabolismus
Carbamazepin	Verstärkung des Metabolismus, gemeldete ungewollte Schwangerschaft
Chlorpromazin	Verstärkung des Metabolismus, gemeldete ungewollte Schwangerschaft
Clomipramin	keine Wechselwirkung
Diazepam	Verstärkung des Metabolismus, gemeldete ungewollte Schwangerschaft
Imipramin	Verstärkung des Metabolismus
Lorazepam	keine Wechselwirkung
Temazepam	Verstärkung des Metabolismus

kontrazeptive Sicherheit erheblich gesteigert. Gleichzeitig werden die regelmäßigen Hormonentzugsblutungen sowie eine zyklusabhängige, prämenstruelle Verschlechterung psychischer Störungen vermieden. In den ersten Monaten einer solchen Behandlung können Zwischenblutungen auftreten, die längerfristig jedoch zurückgehen. Falls von der Patientin gewünscht, kann in größeren Abständen (z. B. nach 3, 6 oder 12 Monaten) durch Einschalten eines einnahmefreien Intervalls eine Entzugsblutung ausgelöst werden.

Einfluss von Antidepressiva und Neuroleptika auf Prolaktinspiegel, Gonadenfunktion und Sexualverhalten

Die zyklische Freisetzung der Gonadotropine steht unter der Kontrolle des Hypothalamus und verschiedener übergeordneter Bereiche des ZNS. Die Frequenz und Amplitude der pulsatilen Freisetzung des Gonadotropin-Releasing-Hormons wird durch zahlreiche Neurotransmitter sowie endogene Opioide gesteuert. Deshalb kann eine Veränderung der Aktivität dieser Faktoren durch Dopaminantagonisten (z. B. Neuroleptika) zu einer Störung der FSH- und LH-Sekretion und damit zu Zyklusstörungen führen. Psychopharmaka verändern die Aktivität der Neurotransmitter im ZNS, insbesondere des Serotonins,

Noradrenalins und Dopamins über unterschiedliche Mechanismen. Auch die Prolaktinsekretion steht unter dem Einfluss von Neurotransmittern, wobei Dopamin hemmend, Serotonin stimulierend wirken. Bei Anwendung von Medikamenten, die einen dopaminantagonistischen Effekt haben, kann sich eine Hyperprolaktinämie entwickeln, da Dopamin die Freisetzung von Prolaktin aus dem Hypophysenvorderlappen (HVL) inhibierend kontrolliert. Hohe Prolaktinspiegel können zu einer Beeinträchtigung der Fertilität und zu Störungen der Libido und Sexualfunktion beitragen. Inwieweit eine Hyperprolaktinämie kausal für das Auftreten von Anovulationen, Zyklusstörungen oder Störungen der Sexualfunktion allein verantwortlich ist, oder ob der Einfluss von Neuroleptika auf den Hypothalamus und andere Regionen des ZNS gleichzeitig die Gonadotropinsekretion direkt beeinflusst, ist nicht geklärt.

Die meisten Neuroleptika können durch Blockade der Dopaminrezeptoren im HVL einen raschen Anstieg der Prolaktinspiegel verursachen, der bei längerfristiger Behandlung zurückgeht, aber meist in einem erhöhten Bereich bleibt. Die Folgen einer Hyperprolaktinämie können sein: Galaktorrhö, Zyklusstörungen bis zur Amenorrhö, Libidoverlust und Infertilität. Eine durch Psychopharmaka ausgelöste Hyperprolaktinämie ohne die genannte klinische Symptomatik hat keinen Krankheitswert.

Es gibt keine epidemiologischen Hinweise auf ein erhöhtes Mammakarzinomrisiko durch eine längerfristige Hyperprolaktinämie. Ebenso gibt es keine Hinweise auf einen nachteiligen Einfluss einer Neuroleptika-Therapie bei Zustand nach behandeltem Mammakarzinom.

Kommt es unter der Behandlung mit Antidepressiva oder Neuroleptika zu Zyklusstörungen oder besteht aufgrund einer Amenorrhö ein langfristiger Östrogenmangel, so kann die Entwicklung einer Osteoporose gefördert werden. Grundsätzlich sind bei einer Therapie mit Neuroleptika oder Antidepressiva die Auswirkungen auf die Ovarialfunktion zu beachten. Bei entsprechenden Störungen ist ein Wechsel des Präparats oder eine zusätzliche hormonale Behandlung in Erwägung zu ziehen. Im Falle von Anovulationen ist die regelmäßige Gabe eines Gestagens erforderlich, um die Entstehung einer Endometriumhyperplasie zu verhindern. Bei nachgewiesenem Östrogenmangel kann eine sachgerechte Hormonsubstitution auch günstige Auswirkungen auf das psychische Befinden haben.

Prämenstruelles Syndrom

Das prämenstruelle Syndrom (PMS) ist gekennzeichnet durch zyklusabhängige Störungen mit psychischen und physischen Symptomen. Zu den körperlichen Symptomen gehören Gewichtszunahme, Ödemneigung und Mastodynie. Bei den psychischen Symptomen stehen Reizbarkeit, Stimmungslabilität, Ängstlichkeit, Anspannung, depressive Verstimmungen, Konzentrationsstörungen sowie Störungen des Schlafs und des Essverhaltens im Vordergrund. Die Beschwerden treten in der Lutealphase auf und verlieren sich mit dem Einsetzen der Regelblutung. Die Symptomatik ist unterschiedlich stark ausgeprägt und kann erhebliche psychosoziale Folgen haben (familiäre Konflikte, Beeinträchtigung der Arbeitsfähigkeit). Etwa die Hälfte der Frauen im fertilen Alter leidet an leichten bis mittleren Symptomen des PMS, während 2–3 % in starkem Maße betroffen sind (prämenstruelle dysphorische Störung; PMDS). Ein Zusammenhang mit dem Verlauf des Progesteronspiegels ist anzunehmen, doch ist die Pathogenese der Symptomatik weitgehend ungeklärt. Vermutet werden Störungen im Serotoninstoffwechsel des ZNS sowie Störungen des Metabolismus von Sexualsteroiden, insbesondere bei bestimmten Progesteronmetaboliten, die das GABAerge System beeinflussen. Die ungeklärte Ätiologie und komplexe Pathophysiologie des PMS erklären die polypragmatischen Therapieansätze. Die therapeutischen Empfehlungen reichen von der Verordnung oraler Kontrazeptiva über die Anwendung von Aldosteron-Antagonisten, Psychotherapie bis zur Gabe von Psychopharmaka. Bei der schweren Form des PMS, der PMDS, haben sich Serotoninwiederaufnahmehemmer (SSRI) als effektiv erwiesen, sowohl bei kontinuierlicher Verabreichung als auch bei Anwendung in der zweiten Zyklushälfte (intermittierende Gabe). Als medikamentöse Ultima ratio gilt die massive Suppression der Ovarialfunktion durch GnRH-Analoge, die aber eine gleichzeitige Hormonsubstitution erforderlich macht, sowie der Einfluss permanent hoher Estradiolspiegel (z.B. durch Estradiol-Implantate oder die transdermale Applikation von 200 μg Estradiol täglich). Dabei ist unter der obligaten zusätzlichen Gestagengabe mit einem partiellen Wiederauftreten von Symptomen zu rechnen. Die Behandlung des PMS bedarf einer individualisierten Therapie, die vorrangig auf die Leitsymptome ausgerichtet sein sollte.

Postpartale Depression

Eine postpartale Stimmungslabilität (Baby-Blues, Heultage), die bei etwa 50 % der Frauen beobachtet wird, ist harmlos und vorübergehender Natur. Davon zu unterscheiden sind postpartale Depressionen, die bei 10–15 % der Frauen in den ersten Monaten nach der Entbindung auftreten und unbedingt behandlungsbedürftig sind. Typisch sind neben der depressiven Symptomkonstellation eine erhöhte Stimmungslabilität, sowie Insuffizienzgefühle der Mutter, Schuldgefühle und Rollenkonflikte. Nicht selten treten auch Zwangsgedanken (z.B. Verletzung des Kindes) auf. Eine Wochenbettpsychose, die von manischen Phasen, Erregung, Verwirrung, Depressionen sowie Halluzinationen und Wahnvorstellungen geprägt sein kann, ist mit einer Inzidenz von 1–2 pro 1000 Frauen in den ersten drei Monaten nach der Entbindung etwa 20-mal so häufig wie bei Nichtschwangeren und bedarf unbedingt einer fachspezifischen Therapie.

Postpartale Depressionen werden häufig verkannt, bleiben unbehandelt und können einen tragischen Verlauf (bis zum erweiterten Suizid) nehmen. Hier sollte eine frühzeitige psychiatrische Intervention erfolgen.

Was die Ätiologie dieser Störungen betrifft, so ist zu vermuten, dass neben psychischen Faktoren auch die drastischen hormonellen Veränderungen mit dem abrupten Abfall der in der Schwangerschaft stark erhöhten Estradiol- und Progesteronspiegel eine Rolle spielen. Dies gilt vor allem für die Stimmungslabilität in der ersten Woche (Blues), aber auch für Psychosen, deren Erkrankungsrisiko in den ersten postpartalen Wochen exzessiv gesteigert ist. Hierzu könnte der plötzliche Verlust des antidopaminerg wirkenden Estradiols beitragen. Dagegen haben bei der Entwicklung und dem Verlauf von Depressionen wahrscheinlich die psychischen und sozialen Veränderungen, die mit dem Mutterwerden verbunden sind, eine größere Bedeutung. Der wichtigste Risikofaktor ist jedoch – sowohl bei Psychosen als auch bei schweren depressiven Störungen – eine vorbestehende Erkrankung oder Prädisposition, die zum Teil genetisch mitbedingt sind. Hormonelle Veränderungen wirken hier wahrscheinlich lediglich als Auslöser. Trotzdem ergeben sich hieraus interessante Möglichkeiten für die Prophylaxe und Therapie, die derzeit in Studien erprobt werden. Beispielsweise konnte in einer randomisierten Doppelblind-Studie mit nicht stillenden Frauen, die innerhalb von 3 Monaten nach der Entbindung an einer schweren Depression erkrankt waren, eine rasche signifikante Besserung durch die transdermale Therapie mit 200 µg Estradiol täglich beobachtet werden. Allerdings sind diese Ergebnisse nur eingeschränkt interpretierbar, da es sich nicht in allen Fällen um eine Monotherapie handelte, sondern ein Teil der Patientinnen auch gleichzeitig Antidepressiva einnahm. Weitere kontrollierte Studien sind erforderlich, um die Wirksamkeit niedrigerer Östrogendosen sowie den Einfluss der zusätzlichen Gestagengabe, die zur Protektion des Endometriums erforderlich ist, zu untersuchen. Darüber hinaus müssen die Auswirkungen einer solchen Therapie auf die Laktation geklärt werden. Auch wenn in Einzelfällen von postpartalen Depressionen in der Vorgeschichte eine Rezidivprophylaxe mit Progesteron erfolgreich war, konnte in kontrollierten Untersuchungen ein Wirksamkeitsnachweis für eine Therapie der postpartalen Depressionen mit Progesteron nicht erbracht werden.

Psychische Symptome und kognitive Funktionen im Klimakterium und in der Postmenopause

Zu den häufig genannten Symptomen des klimakterischen Syndroms zählen depressive Verstimmungen, Nervosität, Reizbarkeit und Ängstlichkeit. Als Ursache wird der Abfall des Östrogenspiegels vermutet, der zu einer Störung des Serotoninsystems im ZNS führen kann. Dazu kommen psychologische Faktoren wie das Ende der Fertilität, die Auseinandersetzung mit dem Älterwerden und soziale Aspekte sowie der Einfluss vasomotorischer Symptome (z. B. Schlafstörungen), die den psychischen und physischen Zustand beeinträchtigen können. Unter der Hormonsubstitution kommt es meist zu einer ausgeprägten Besserung der Stimmung, des Wohlbefindens und des Antriebs. Die zusätzliche Gabe eines Gestagens führt bei einem Teil der Frauen zu einer Verschlechterung des Wohlbefindens, wobei es keinen Unterschied zwischen den Gestagentypen zu geben scheint. Offensichtlich können Gestagene – ähnlich wie Progesteron beim prämenstruellen Syndrom – bei prädisponierten Frauen die günstige Wirkung der Östrogene auf das ZNS beeinträchtigen. Im Gegensatz dazu scheinen schwere Depressionen nach der Menopause nicht zuzunehmen, so dass es keine Unterschiede in der Inzidenz der Depression zwischen Prä-, Peri- und Postmenopause gibt.

Es gibt Hinweise darauf, dass Östrogene die kognitiven Funktionen und Gedächtnisleistungen möglicherweise günstig beeinflussen und die Entwicklung einer Demenz verlangsamen oder verhindern. Die bisher vorliegenden epidemiologischen Daten lassen den Schluss zu, dass die Hormonsubstitution die Manifestation der Alzheimer-Krankheit in Abhängigkeit von der Östrogendosis und der Therapiedauer verschieben kann. Endgültige Aussagen über den Nutzen einer Hormonsubstitution hinsichtlich dieser Erkrankung sind jedoch erst nach Abschluss prospektiver randomisierter Studien möglich.

Angsterkrankungen und Zwangserkrankungen

Frauen sind von Panikstörungen etwa doppelt so häufig betroffen wie Männer, und auch Angststörungen (soziale Phobien) und Zwangsstörungen treten bei Frauen um etwa 50 % häufiger auf. Symptomatik, Verlauf und Langzeitprognose weisen erhebliche Geschlechtsunterschiede auf, für die viele Faktoren, z. B. die genetische Disposition, die psychosoziale Situation, aber auch hormonale Einflüsse verantwortlich sein können. Veränderungen der Symptomatik während des Menstruationszyklus, der Schwangerschaft und postpartalen Phase, in der Perimenopause oder unter der Behandlung mit oralen Kontrazeptiva oder Substitutionspräparaten weisen auf die Bedeutung der Sexualsteroide hin. Bisher fehlen umfassende kontrollierte Untersuchungen, und die vorliegenden Erkenntnisse beruhen überwiegend auf kleinen Fallzahlen bzw. Einzelfällen.

Viele der betroffenen Frauen nehmen eine zyklusabhängige Verschlechterung ihrer Angst- und Zwangssymptomatik wahr, insbesondere in der Lutealphase. In Einzelfällen wird über das Auftreten oder die Verschlechterung einer Angst- und Zwangssymptomatik unter der Einnahme oraler Kontrazeptiva berichtet. Auch während der Schwangerschaft kann es sowohl zur Manifestation als auch zur Veränderung der Symptomatik kommen, wobei eine Besserung, eine vorübergehende Remission oder eine Verschlechterung möglich ist. Dies gilt auch für die postpartale Phase, obwohl sie häufiger als die Schwangerschaft mit dem Neuauftreten von psychischen Störungen verbunden ist. Ängstlichkeit und Anspannung zählen zu den affektiven Symptomen, die häufig in der Perimenopause in Erscheinung treten und gut auf eine Hormonsubstitution ansprechen. Bei prä- und perimenopausalen Frauen ist bei nächtlichen Schweißausbrüchen und Angstattacken auch an die Differenzialdiagnose „Panikstörung" zu denken.

Für die klinische Praxis ergibt sich aus den vorliegenden Erfahrungen die Notwendigkeit, bei der Verordnung von Hormonpräparaten (Hormonsubstitution oder hormonale Kontrazeptiva) bzw. bei Auftreten von entsprechenden Nebenwirkungen auch an psychische Störungen zu denken und eine entsprechende Eigen- und Familienanamnese zu erheben. Treten unter einer Hormonsubstitution Angst- oder Zwangssymptome neu auf, so sollte vor dem Einsatz von Antidepressiva ein Wechsel oder Absetzen des Hormonpräparats in Erwägung gezogen werden. Bei einer Therapie mit Psychopharmaka sollte auf Wechselwirkungen mit oralen Kontrazeptiva geachtet werden, da es zu einer Gefährdung der kontrazeptiven Wirksamkeit kommen kann. Wenn während einer Schwangerschaft oder in der Stillzeit Angst- und Zwangsstörungen erstmals auftreten oder sich verschlechtern, lassen sie sich in der Regel mit psychotherapeutischen (verhaltenstherapeutischen) Maßnahmen oder gegebenenfalls mit Psychopharmaka gut beeinflussen.

Das Wissensdefizit hinsichtlich der Rolle des Endokriniums bei der Entwicklung und dem Verlauf von Angst- und Zwangserkrankungen lässt systematische Untersuchungen als dringend notwendig erscheinen.

Affektive Störungen (rezidivierende unipolare und bipolare Störungen)

Das Auftreten affektiver Symptome (insbesondere depressiver Symptome) ist bei Frauen in vielfältiger Weise an reproduktive Vorgänge gekoppelt. Dazu gehören psychische Störungen, die in bestimmten Zyklusphasen bzw. hormonalen Situationen auftreten, wie z.B. das prämenstruelle Syndrom, depressive oder auch manische Syndrome während der Schwangerschaft und nach der Entbindung sowie depressive Verstimmungen in der Postmenopause (siehe die jeweiligen Abschnitte). Aber auch bei den „unabhängig" von solchen Lebenssituationen auftretenden affektiven Störungen (z.B. rezidivierende unipolare oder bipolare affektive Störungen) kann man zyklusgebundene Veränderungen des psychopathologischen Zustandes beobachten, wie

z.B. die Verstärkung einer Depression oder auch eines manischen Zustands bzw. die Zunahme der Reizbarkeit in der Lutealphase (d.h. prämenstruell), die sich manchmal auch mit einem komorbid vorhandenen prämenstruellen Syndrom mischen. Eine solche zyklusabhängige Modulation der Psychopathologie sollte überprüft werden, wenn es unter der Therapie oder auch Prophylaxe immer wieder zu „unerklärlichen" Verschlechterungen im Befinden kommt und eine „Rapid-cycling-Störung" auszuschließen ist. In einem solchen Fall könnte eine zyklusmodulierte Medikation, beispielsweise eine Erhöhung der Dosis in der zweiten Zyklushälfte, ratsam sein. Als alternative Vorgehensweise kommt die Anwendung eines hormonalen Kontrazeptivums in Betracht, wodurch zyklusgebundene Schwankungen oftmals reduziert werden. Bei ausgeprägten perimenstruellen Verschlechterungen kann auch die kontinuierliche Einnahme eines monophasischen Ovulationshemmers ohne hormonfreies Intervall sinnvoll sein.

Ein weiterer wichtiger Aspekt bei affektiven Störungen ist die Notwendigkeit einer zuverlässigen Kontrazeption unter einer Therapie mit Antidepressiva bzw. Psychopharmaka, da bei diesen Medikamenten eine teratogene Wirkung nicht auszuschließen ist. Besonders bei Gabe eines „mood stabilizers" (Lithium, Carbamazepin, Valproinsäure etc.) sollte wegen des teratogenen Risikos eine sichere Kontrazeption gewährleistet sein. Dabei ist zu berücksichtigen, dass unter der Gabe bestimmter Medikamente (z.B. Carbamazepin, siehe Tab. **1**) eine Enzyminduktion auftreten kann, wodurch die Wirksamkeit von hormonalen Kontrazeptiva verringert werden kann. Dieses Risiko lässt sich durch die ununterbrochene Einnahme eines monophasischen Ovulationshemmers (ohne einnahmefreies Intervall) weitgehend vermeiden. Wird die „Pille" abgelehnt oder ist sie kontraindiziert, so sind zuverlässige alternative Methoden der Empfängnisverhütung zu empfehlen (z.B. levonorgestrelhaltiges Intrauterinpessar). Wird die Patientin unter der Medikation schwanger, so ist dies nicht „automatisch" eine Indikation zum Schwangerschaftsabbruch, da medikationsbedingte Fehlbildungen beim Kind insgesamt selten sind. Mit einer humangenetischen Beratung sowie einer kompetenten Pränataldiagnostik können das individuelle Risiko der betroffenen Patientin eingeschätzt und eventuelle Schädigungen des Fetus (z.B. kardiale Störungen, Neuralrohrdefekte etc.) festgestellt werden.

Besteht bei einer Patientin, die an einer rezidivierenden unipolaren oder bipolaren affektiven Störung leidet, Kinderwunsch, und möchte die Patientin in absehbarer Zeit schwanger werden, dann ist einerseits eine Beratung hinsichtlich des Rezidivrisikos in der Schwangerschaft und postpartal erforderlich; andererseits muss eine Entscheidung darüber getroffen werden, ob die antidepressive oder neuroleptische Medikation oder auch die Prophylaxe abgesetzt werden kann. Eine solche Beratung muss immer unter Berücksichtigung der individuellen Vorgeschichte erfolgen und sollte den Vater des Kindes einbeziehen. Ist das Risiko eines Rezidivs nach Absetzen der Medikation nicht vertretbar, so sollte zumindest die Umstellung der Medikation auf ein eher „ungefährliches" Präparat oder auf eine Monotherapie erfolgen. Die letzte Entscheidung sollte nach ausführlicher (und gut dokumentierter) Aufklärung über alle individuellen Risiken stets den künftigen Eltern überlassen bleiben.

Östrogene und Schizophrenie

Aufgrund klinischer Beobachtungen während des Menstruationszyklus und der Postmenopause wird diskutiert, dass Östrogene hinsichtlich der Schizophrenie eine gewisse protektive Wirkung haben, während ein rascher Abfall der Östrogene oder ein Östrogenmangel einen ungünstigen Einfluss haben können. Vermutlich spielt hierbei vor allem die Beeinflussung des dopaminergen Systems durch Estradiol eine Rolle.

Dies wird durch die Beobachtung unterstützt, dass Frauen im Durchschnitt später erkranken als Männer, und dass das Erkrankungsrisiko bei Frauen nach dem 45. Lebensjahr ansteigt. Es gibt Hinweise darauf, dass Frauen mit Spätschizophrenie eine schwerere Symptomatik und einen schlechteren Verlauf als Männer zeigen. Ebenso lässt sich bei Frauen mit Schizophrenie die Häufung von Rückfällen in der perimenstruellen Phase mit dem Östrogenabfall in Verbindung bringen.

Während der Schwangerschaft, die von extrem hohen Estradiolspiegeln geprägt ist, scheinen sich chronische Psychosen zu bessern. In der postpartalen Phase kommt es – vermutlich infolge des abrupten Östrogenabfalls – zu einer Verschlechterung des Verlaufs und einer Häufung der Rückfälle. Schließlich wurde gezeigt, dass schizophrene Frauen zwischen 20 und 40 Jahren weniger Antipsychotika benötigen als ältere Frauen oder gleichaltrige Männer, was auf einen „neuroleptikasparenden" Effekt der Östrogene hindeutet.

Aus den bisherigen Erfahrungen lässt sich ableiten, dass die Hormonsubstitution bei schizophrenen Frauen mit Östrogenmangelsymptomen einen günstigen Effekt auf den Verlauf der Schizophrenie haben könnte. Dies gilt vor allem für peri- und postmenopausale Patientinnen sowie für jüngere Frauen mit Amenorrhö. Östrogene scheinen die Wirkung von Neuroleptika zu verstärken, so dass sich möglicherweise unter einer Hormonbehandlung die Dosis der Neuroleptika reduzieren lässt. Bei jüngeren Frauen mit häufigen perimenstruellen Rückfällen könnte eine zyklusmodulierte Dosierung der Neuroleptika einen günstigen Einfluss auf die Erkrankung haben. Möglicherweise lassen sich auch durch die Aufrechterhaltung eines konstanten Östrogenspiegels, z.B. durch die kontinuierliche Einnahme von niedrig dosierten monophasischen Ovulationshemmern (z.B. Leios, Valette, Cilest, Microgynon, Marvelon) ohne Pause, perimenstruelle Rückfälle verhindern. Allerdings gibt es zu diesen Fragen noch keine ausreichenden Interventionsstudien.

Es ist anzunehmen, dass eine stärkere Berücksichtigung der Ovarialfunktion zu einer deutlichen Verbesserung des Verlaufs und der Therapie schizophrener Erkrankungen führen kann. Unter einer neuroleptischen Behandlung ist eine kontrazeptive Beratung erforderlich, auch wenn eine Hyperprolaktinämie besteht. Dies gilt vor allem für die Umstellung auf ein „atypisches" Neuroleptikum, die mit einem Wiedereintreten der Fertilität verbunden sein kann.

Da bei verschiedenen Psychopharmaka nicht geklärt ist, ob sie teratogen wirken, ist eine zuverlässige Kontrazeption (Intrauterinpessar oder Ovulationshemmer) anzuraten. Wenn nicht geklärt ist, ob ein Neuroleptikum oder Antidepressivum die Wirksamkeit von hormonalen Kontrazeptiva beeinträchtigen kann, ist zur Erhöhung der kontrazeptiven Sicherheit die kontinuierliche Einnahme von monophasischen Kombinationspräparaten ohne hormonfreies Intervall zu empfehlen.

Fazit

Die vielfältigen klinischen Erfahrungen sowie die Ergebnisse zahlreicher tierexperimenteller und *In-vitro*-Untersuchungen lassen keinen

Zweifel daran, dass die Sexualsteroide einen erheblichen Einfluss auf die Funktion des ZNS haben. Allerdings sind die Erkenntnisse über die Zusammenhänge zwischen hormonalen Veränderungen und psychischen Symptomen bzw. Störungen noch sehr begrenzt. Daraus ergibt sich die dringende Notwendigkeit umfassender Untersuchungen auf diesem Gebiet, um die Bedeutung der verschiedenen Einflussfaktoren und die zugrunde liegenden Mechanismen aufzuklären. Für die Praxis ergibt sich die Empfehlung für eine enge Zusammenarbeit zwischen Psychiater/innen und Frauenärzten/innen, wenn bei Patientinnen mit psychischen Störungen Hormoneinflüsse anzunehmen sind oder eine hormonale Behandlung geplant ist.

Teilnehmer des 2. Interdisziplinären Frankfurter Gesprächs zur Kontrazeption:

Prof. Dr. Wilhelm Braendle
Abt. für gynäkol. Endokrinologie und Reproduktionsmedizin
Universitäts-Frauenklinik
Martinistraße 52
20246 Hamburg

Prof. Dr. Meinert Breckwoldt
Universitäts-Frauenklinik
Hugstetter Str. 55
79106 Freiburg

Prof. Dr. Herbert Kuhl (Vorsitzender)
Zentrum der Frauenheilkunde und Geburtshilfe
J.W. Goethe-Universität
Theodor-Stern-Kai 7
60590 Frankfurt am Main

Prof. Dr. Anita Riecher-Rössler
Kantonsspital Basel
Psychiatrische Universitäts-Poliklinik
Petersgraben 4
CH-4031 Basel

Prof. Dr. Anke Rohde
Rheinische Friedrich-Wilhelms-Universität
Klinik und Poliklinik für Geburtshilfe und Frauenheilkunde
Funktionsbereich Gynäkologische Psychosomatik
Sigmund-Freud-Str. 25
53105 Bonn

Prof. Dr. Eckhart Rüther
Klinikum der Universität Göttingen
Zentrum der Psych. Medizin
Fachabteilung Psychiatrie
von Siebold-Str. 5
37075 Göttingen

1 Einfluss von Östrogenen und Gestagenen auf das Zentralnervensystem

Herbert Kuhl

Zusammenfassung

◼ Östrogene und Gestagene haben einen starken Einfluss auf die synaptische Vernetzung und die neuronale Aktivität des ZNS. Sie modulieren die Synthese, Freisetzung, Rezeptorbindung, Wiederaufnahme und Inaktivierung der Neurotransmitter sowie die postsynaptischen Funktionen. Dabei kommen nicht nur die klassischen genomischen Interaktionen der Sexualsteroide, sondern auch rasch ablaufende Wechselwirkungen mit membranständigen Rezeptoren zum Tragen, durch die entweder direkt Ionenkanäle geöffnet oder Second-Messenger-Systeme aktiviert werden. Im Allgemeinen haben Östrogene einen aktivierenden, Gestagene einen inhibierenden bzw. dämpfenden Effekt. Von besonderer Bedeutung ist dabei die Verstärkung der Wirkung exzitatorischer Aminosäuren (Glutaminsäure, Asparaginsäure) durch Östrogene, die durch Progesteron und Progesteronderivate antagonisiert wird. Östrogene haben einen günstigen Einfluss auf die Stimmung und das Befinden, während Progesteron und synthetische Gestagene bei prädisponierten Frauen diesen Effekt beeinträchtigen können. Progesteron und seine Ring-A-reduzierten Metaboliten (3α,5α- und 3α,5β-Pregnanolon) binden an den GABA$_A$-Rezeptor und verstärken den dämpfenden und sedierenden Effekt der GABA (Gamma-Aminobuttersäure). Dementsprechend können Östrogene und Gestagene die Wirkung von Neuropharmaka modulieren. Da der Effekt der GABA bei der Gegenregulation und Dämpfung der Stressreaktionen von essenzieller Bedeutung ist, beeinflussen Östrogene und Gestagene die Auswirkungen von Stress auf die Psyche und andere Bereiche des Organismus. Es gibt auch Hinweise auf eine Modulation des Immunsystems durch Stress und Sexualsteroide, wobei die zugrunde liegenden Mechanismen nicht geklärt sind. ◼

Wirkungsweise der Sexualsteroide

Neben den klassischen genomischen Wirkungen der Sexualsteroide, die über die Bindung an spezifische intrazelluläre Rezeptoren und deren Interaktion mit bestimmten hormonabhängigen Elementen auf der DNS zustande kommen, gibt es auch nichtgenomische, rasch eintretende Effekte, die in den meisten Fällen durch Wechselwirkung mit Bindungsstellen auf den Plasmamembranen ausgelöst werden. Bei Letzterer handelt es sich entweder um spezifische Steroidrezeptoren auf den Plasmamembranen oder um Neurotransmitter- und Neuropeptid-Rezeptoren (z.B. GABA$_A$-Rezeptoren), unter deren Beteiligung Ionenkanäle geöffnet (z.B. Hyperpolarisierung durch Chlorideinstrom) oder Secondmessenger-Systeme (z.B. G-Protein-regulierte Prozesse) aktiviert werden. Diese Phänomene spielen bei der Wirkung der Sexualsteroide auf das Zentralnervensystem (ZNS) eine entscheidende Rolle und erklären die unterschiedliche Latenz der Effekte [1, 2].

Sexualsteroide sowie einige ihrer hormonal inerten Metaboliten haben einen starken Einfluss auf die Funktion der Neurotransmitter wie z.B. des Serotonins, Noradrenalins, Dopamins und Acetylcholins. Dabei modulieren sie die Synthese, Freisetzung, Rezeptorbindung, Wiederaufnahme und den Metabolismus sowie die postsynaptischen Prozesse. Art und Ausmaß dieser Interaktionen schwanken in den verschiedenen Regionen und Kernen des ZNS erheblich. Im Allgemeinen verstärken die Östrogene die Dopamin- und Serotoninaktivität und reduzieren die Noradrenalinfreisetzung, während ein Östrogenmangel eine Abnahme der Serotonin-, Dopamin- und Acetylcholinaktivität sowie eine Zunahme der Noradrenalinaktivität verursacht.

Während Östrogene den Abbau von Serotonin und Dopamin durch die Monoaminoxidase (MAO) hemmen, wirken Progesteron und seine Metaboliten sowie synthetische Gestagene als

Antagonisten der Östrogene und verstärken die Inaktivierung dieser Neurotransmitter über eine Steigerung der Aktivität der MAO und vermutlich auch der Catechol-o-methyltransferase (COMT). Bestimmte reduzierte Progesteronmetaboliten (Pregnanolone) verstärken den anxiolytischen Effekt der GABA.

Der inhibierende Effekt der Östrogene auf die GnRH-Freisetzung im Hypothalamus kommt durch eine Hyperpolarisierung der GnRH-Neuronen zustande, die mit einer anschließenden verstärkten GABA-Freisetzung im präoptischen Bereich verbunden ist.

Eine wichtige Rolle bei der Regulation der Dopamin- und Noradrenalin-Aktivität spielen die endogenen Opioide. Die β-Endorphine hemmen präsynaptisch die Ausschüttung der beiden Neurotransmitter und üben dadurch einen dämpfenden Effekt aus. Ihre Freisetzung wird von Östrogenen stimuliert, während Gestagene keinen zusätzlichen Einfluss haben. Deshalb sind die β-Endorphinaktivität präovulatorisch und in der Lutealphase erhöht und die Aktivität von Dopamin und Noradrenalin vermindert. Ein starker Abfall des Estradiolspiegels, z.B. prämenstruell, postpartal oder im Klimakterium, kann bei entsprechender Disposition zu einer reboundartigen Zunahme der Dopamin- und Noradrenalinaktivität und damit zu einer verstärkten Erregbarkeit des ZNS führen. Infolgedessen kann es zu starken Stimmungsschwankungen, Angst- und Spannungsgefühlen sowie Reizbarkeit kommen [3]. Stress erhöht neben der vorübergehend verstärkten Ausschüttung des ACTH auch die der endogenen Opioide.

Bei der Steuerung der ZNS-Aktivität spielen die exzitatorischen Aminosäuren (z.B. Glutaminsäure, Asparaginsäure) und die dämpfend wirkende GABA eine essenzielle Rolle. Einige der neurochemischen Systeme werden durch Stress aktiviert und durch Glukokortikoide bzw. Glukokortikoid-Metaboliten gegenreguliert. Dadurch werden Stressreaktionen zeitlich begrenzt und Überreaktionen verhindert. Ist diese Gegenregulation bzw. Adaptation gestört oder defekt, können Stressereignisse z.B. Depressionen auslösen.

Anreicherung und Synthese von Steroiden im ZNS

Endogene und exogene, natürliche und synthetische Sexualsteroide können die Funktion des ZNS in vielfältiger Weise durch Bindung an spezifische Rezeptoren modulieren. Östrogen-, Pro-

gesteron- und Androgenrezeptoren sind in der Amygdala, im Hippocampus, Kortex, Zerebellum, Hypothalamus und vielen anderen Bereichen des ZNS nachgewiesen worden. Die im ZNS vorhandenen Östrogene, Progesteron und Androgene sowie deren Metaboliten stammen zum Teil aus der Zirkulation bzw. werden aus Präkursoren im ZNS gebildet; teilweise werden sie auch de novo direkt in den Gliazellen synthetisiert und deshalb als Neurosteroide bezeichnet. Die Steroidsynthese in den Astrozyten und Oligodendrozyten verläuft vom Cholesterin über Pregnenolon, Progesteron, 5α-Pregnandion bis zum 3α,5α-Tetrahydroprogesteron (Allopregnanolon) [4]. Darüber hinaus kann aus Pregnenolon das Dehydroepiandrosteron (DHEA) gebildet werden. Nach der Freisetzung aus den Gliazellen können die Neurosteroide durch Interaktion mit den GABA$_A$-Rezeptoren die neuronale Erregbarkeit modulieren.

Die Sexualsteroide werden in verschiedenen Regionen des ZNS in unterschiedlicher Weise angereichert. Die höchsten Estradiolkonzentrationen findet man im Hypothalamus und präoptischen Bereich sowie in der Substantia nigra, während die niedrigsten Werte im Hippocampus, Zerebellum und Thalamus gemessen werden [5]. Die höchsten Testosteronkonzentrationen werden ebenfalls in der Substantia nigra, im Hypothalamus und präoptischen Bereich sowie in der Amygdala gefunden und die niedrigsten Testosteronwerte im Thalamus und Hippocampus [5]. In der Postmenopause sind die Estradiolkonzentrationen in den verschiedenen Hirnregionen um 50–70 % niedriger als bei fertilen Frauen, während es bei den Testosteronkonzentrationen keine Unterschiede gibt [5]. Dabei besteht keine Korrelation zwischen Estradiol und Testosteron. Der offensichtliche Zusammenhang zwischen dem Abfall der Estradiolkonzentration im Serum und der in der zerebrospinalen Flüssigkeit [6] deutet darauf hin, dass neben der lokalen Steroidsynthese (z.B. Aromatisierung von Androgenen oder die Bildung von Dihydrotestosteron aus Testosteron) auch die peripheren Serumspiegel der Sexualsteroide einen wesentlichen Einfluss auf die Steroidkonzentrationen im ZNS haben können. Auch bei einer Amenorrhö oder unter der Behandlung mit Ovulationshemmern scheinen die Estradiolkonzentrationen im ZNS erniedrigt zu sein. Im Gegensatz dazu wird der mit zunehmendem Alter im Serum zu beobachtende starke Abfall des DHEA und DHEA-S nicht von einer entsprechenden Abnahme in der zerebrospinalen Flüssigkeit begleitet [6]. Offensichtlich produziert das ZNS ausreichende Mengen an DHEA selbst. Auch dem mit zunehmendem Alter nur leichten Rückgang des Serumspiegels des Cortisols steht eine starke Zunahme der Cortisolkonzentration in der zerebrospinalen Flüssigkeit gegenüber [6]. Für das Progesteron wurden keine Unterschiede zwischen den verschiedenen Hirnregionen oder zwischen Mann und Frau gefunden, wobei jedoch keine Angaben über Alter und Zyklusphase der Frauen vorlagen [7].

Morphologische Effekte der Sexualsteroide

Bereits während der fetalen Entwicklung kommt es zu einer morphologischen und funktionellen Ausprägung bestimmter Bereiche des ZNS, die später für die Sexualfunktion, die Psyche und das Verhalten von Bedeutung sind. Das Auswachsen der Neuriten, die synaptischen Verbindungen, Größe und Zahl der Neuronen werden vor allem von den Östrogenen gefördert bzw. erhöht. Unter dem Einfluss der Östrogene und Androgene bilden sich bestimmte Neurotransmittersysteme aus, wie beispielsweise sympathische Neuronen mit einer höheren oder niedrigeren Zahl von cholinergen und adrenergen Rezeptoren. Möglicherweise wird bereits während dieser Entwicklungsphase eine Prädisposition für eine psychische Instabilität bzw. eine besondere Hormonsensitivität (wie z. B. das prämenstruelle Syndrom) geprägt.

Das Verhaltensmuster, psychische Veränderungen und Reaktionen werden später durch Sexual- und Kortikosteroide sowie durch einige ihrer Metaboliten beeinflusst, insbesondere durch Modulation der synaptischen Konstituenten der Signalübertragung. Auf diese Weise können Steroide entsprechend ihrer Konzentration sowie ihrem Typ und Wirkungsspektrum die Sensitivität gegenüber afferenten neuralen Signalen verstärken oder abschwächen und damit die Reaktionen auf bestimmte äußere Stimuli beeinflussen.

Die enge funktionelle Verknüpfung des Hypothalamus und anderer Bereiche des ZNS mit der Regulation der reproduktiven Funktionen bedeutet gleichzeitig, dass die Sexualsteroide durch Veränderungen der neuronalen Strukturen und über Rückkopplungsmechanismen einen starken Einfluss auf die zentralen Funktionen haben. Unter dem Einfluss des Estradiols beobachtet man vor allem eine Zunahme der Neuronengröße sowie der Zahl der Dendriten und Synapsen, die auf eine genomische Wirkung des Östrogens zurückzuführen sind. Bei einem Östrogenmangel oder unter Gestageneinfluss sind diese Phänomene reversibel und es kommt zu einem Verlust an Synapsen und einem Abbau der neuronalen Vernetzung.

Aktivierung durch Östrogene und Neurosteroide

Grundsätzlich wirken Östrogene aktivierend auf das ZNS, während Progesteron und synthetische Gestagene einen dämpfenden Einfluss haben (Abb. **1**). Wie in vielen anderen Zielorganen modulieren Progesteron bzw. Gestagene auch im ZNS den Effekt der Östrogene in antagonistischer Weise. Dabei induziert Estradiol die Progesteronrezeptoren, während Gestagene die Zahl der Östrogenrezeptoren verringern. Auch die Bindung an die Progesteronrezeptoren der Plasmamembran ist östrogenabhängig [8]. Darüber hinaus gibt es Neurosteroide, die keine Hormonwirkung haben, aber im ZNS exzitatorisch wirken. Dazu zählen vor allem Pregnenolonsulfat und das DHEA-Sulfat, die am $GABA_A$-Rezeptor binden und die dämpfende Wirkung der GABA abschwächen (Tab. **1**) [9].

Von besonderer Bedeutung für die Funktion und Regulation der ZNS-Aktivität sind die exzitatorischen Aminosäuren wie Asparaginsäure und Glutaminsäure, die am N-Methyl-D-Aspartat-(NMDA-)Rezeptor angreifen, sowie der dämpfende Effekt der GABA, deren Wirkung am $GABA_A$-Rezeptor nicht nur von Benzodiazepinen, sondern u. a. auch von reduzierten Metaboliten des Progesterons und des Deoxycorticosterons verstärkt wird. Die Aktivierung des NMDA-Rezeptors durch Glutamat führt zu einer Depolarisierung der Neuronenmembran und zu einer Zunahme des Ca^{++}-Einstroms. Zu den Auswirkungen dieses Vorgangs zählt die langfristige Zunahme der synaptischen Verbindungen der Zelle. Das Phänomen der synaptischen Plastizität spielt u. a. bei der Epilepsie und bei neurodegenerativen Krankheiten eine Rolle. Estradiol-17β verstärkt die Wirkung der exzitatorischen Aminosäuren auf die Neuronen, wobei es im ZNS große regionale Unterschiede gibt. Es kommt zur raschen Depolarisation, z. B. über den Einstrom von Natriumionen. Die exzitatorische Wirkung des Estradiols verläuft über eine verstärkte Freisetzung und Rezeptorbindung der Glutaminsäure und eine Hemmung ihres Abbaus bzw. ihrer Metabolisierung zur GABA. Darüber hinaus reduziert Estradiol die $GABA_A$-Rezeptordichte in

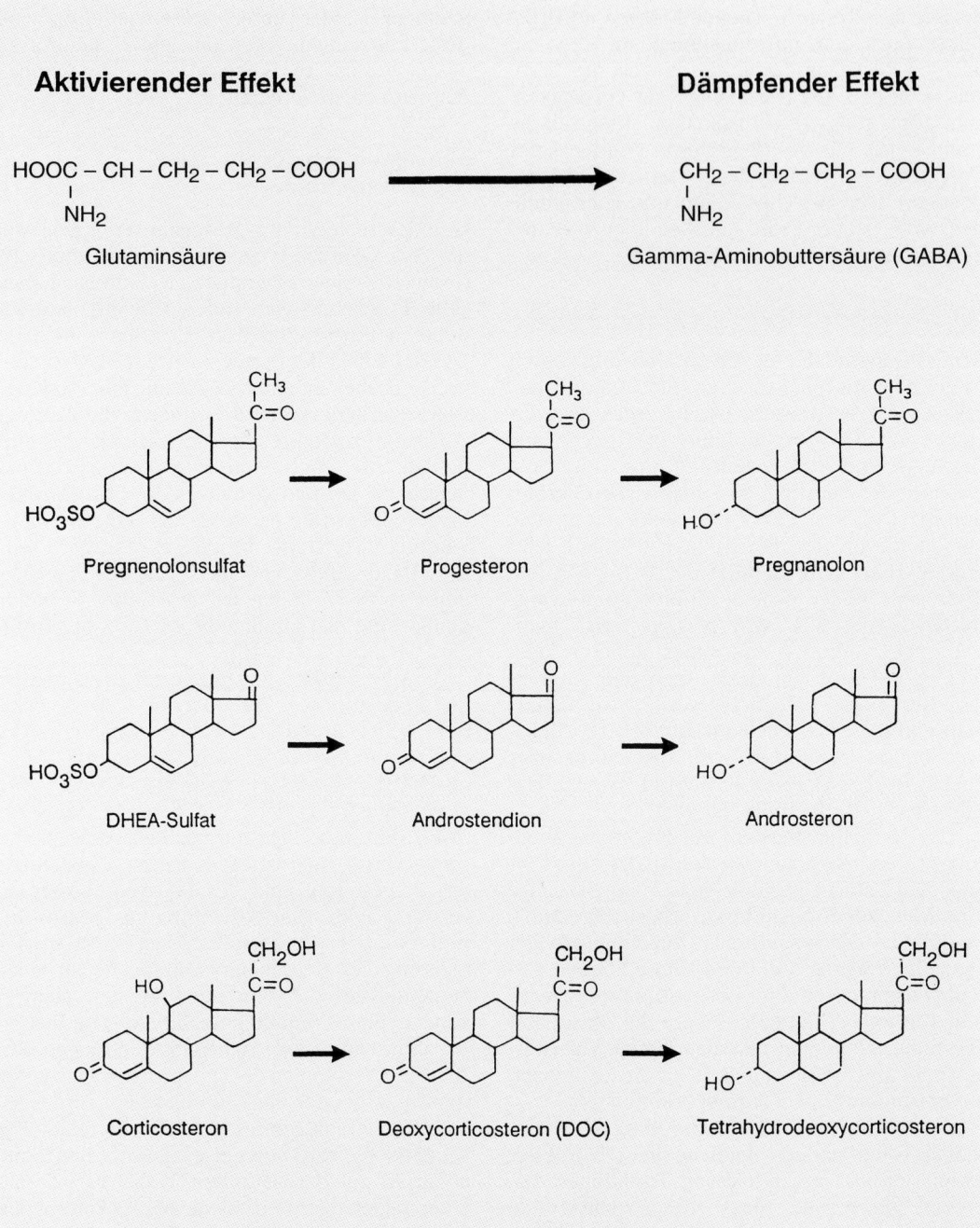

Abb. 1   Metabolische Beziehung zwischen GABA-Antagonisten und GABA-Agonisten, die für die Kontrolle von Stressreaktionen im ZNS von Bedeutung sind. Steroide, welche den Effekt der GABA am GABA$_A$-Rezeptor abschwächen und dadurch eine aktivierende Wirkung auf das ZNS haben, werden über eine Zwischenstufe in Steroide umgewandelt, die den Effekt der GABA am GABA$_A$-Rezeptor verstärken und dadurch auf das ZNS dämpfend wirken. Darüber hinaus wird im ZNS die exzitatorisch wirksame Glutaminsäure in die dämpfend wirkende GABA umgewandelt.

Tab. **1** Einfluss von Steroiden und anderen Substanzen auf den dämpfenden Effekt der GABA

Substanz	Wirkung auf den GABA-Effekt	Wirkung auf ZNS
Estradiol	kein Effekt	aktivierend
Progesteron	kein Effekt	dämpfend
Synthetische Gestagene	kein Effekt	dämpfend
Testosteron	kein Effekt	aktivierend
Androstendion	kein Effekt	
11-Deoxycorticosteron (DOC)	kein Effekt	aktivierend
Calcium	kein Effekt	
Magnesium	kein Effekt	
3α,5α-Pregnanolon	Verstärkung	dämpfend
3α,5β-Pregnanolon	Verstärkung	dämpfend
Androsteron	Verstärkung	dämpfend
Androstandiol	Verstärkung	dämpfend
3α,5α-Tetrahydrodeoxycorticosteron (THDOC)	Verstärkung	dämpfend
Benzodiazepine	Verstärkung	dämpfend
Barbiturate	Verstärkung	dämpfend
Ethanol	Verstärkung	dämpfend
Melatonin	Verstärkung	dämpfend
Corticosteron	Abschwächung	aktivierend
Pregnenolon	Abschwächung	aktivierend
Pregnenolonsulfat	Abschwächung	aktivierend
DHEA-Sulfat	Abschwächung	aktivierend
Zink	Abschwächung	
Cadmium	Abschwächung	

verschiedenen Hirnregionen und vermindert so die dämpfende Wirkung der GABA. Im Gegensatz zu Estradiol-17β hat Estradiol-17α keine exzitatorische Wirkung auf die Neuronen.

Tierexperimentell wurde gezeigt, dass Estradiol eine Zunahme der Dendritendichte und der Synapsen im Hippocampus induziert und dass es im Östruszyklus entsprechende Schwankungen gibt. Dabei sind exzitatorische Aminosäuren und die NMDA-Rezeptoren beteiligt. Progesteron verstärkt kurzfristig den Östrogeneffekt und bewirkt anschließend eine Down-Regulation. Beim Mann wird die Bildung von Synapsen durch Androgene stimuliert, während Östrogene unwirksam sind.

Glukokortikoide verstärken die Erregbarkeit durch Freisetzung von Glutaminsäure und Induktion der NMDA-Rezeptoren. Wiederholte Stimulationen dieser Vorgänge über einen längeren Zeitraum durch Glukokortikoide führen jedoch zu einer Atrophie der Dendriten. Dementsprechend haben ein übermäßiger längerfristiger Stress oder erhöhte Cortisolspiegel einen Verlust an kognitiven Fähigkeiten zur Folge.

Andererseits führt ein Östrogenmangel zu einer Beeinträchtigung der cholinergen, serotoninergen und dopaminergen Systeme. Darüber hinaus kann der Abfall des Estradiols einen Verlust an synaptischen Verbindungen verursachen, der sich vor allem im Hippocampus, welcher ein hohes Maß an Plastizität aufweist, bemerkbar macht. Dies ist deswegen von klinischem Interesse, weil der Hippocampus für die kognitive Funktion von Bedeutung ist und bei der Alzheimer-Krankheit und bei Epilepsie degeneriert. Möglicherweise ist ein starker Rückgang der synaptischen Verbindungen im Hippocampus kausal mit der Abnahme der kognitiven Funktionen und der gesteigerten Inzidenz der Alzheimer-Krankheit in der Postmenopause verbunden.

Dämpfung durch Gestagene und Neurosteroide

Als Antagonisten der Östrogene reduzieren Gestagene die Zahl der Östrogenrezeptoren und hemmen dadurch die genomischen Wirkungen der Östrogene. Unter anderem reduzieren die

Gestagene die Zahl der synaptischen Verbindungen. Darüber hinaus hat Progesteron eine ausgeprägte dämpfende und sedierende Wirkung, für die überwiegend seine Ring-A-reduzierten Metaboliten, nämlich das 3α,5α-Pregnanolon (Allopregnanolon) und das 3α,5β-Pregnanolon (Epipregnanolon) verantwortlich sind (s. Abb. 1). Die dämpfende Wirkung des Progesterons auf das ZNS verläuft im Wesentlichen über die Bindung der Pregnanolone an die GABA$_A$-Rezeptoren auf den synaptischen Plasmamembranen der Neuronen. Dadurch wird eine Konformationsänderung des GABA$_A$-Rezeptors ausgelöst und die Bindungsaffinität zur GABA, des wichtigsten inhibitorischen Neurotransmitters im ZNS, verstärkt. Ein weiterer wichtiger GABA-Agonist ist das aus der Nebennierenrinde stammende 3α,5α-Tetrahydrodeoxycorticosteron (THDOC), das bei Stress mit den Corticosteroiden freigesetzt wird (s. Abb. 1). Durch die Bindung der Agonisten wird die Öffnung des an den Rezeptor gekoppelten Chlorionen-Kanals verlängert [10]. Das vermehrte Einströmen von Chlorionen führt zu einer Erhöhung des Membranpotenzials (Hyperpolarisation), die der Wirkung depolarisierender Stimuli entgegengerichtet ist. Insgesamt wird dadurch die Erregbarkeit des Neurons vermindert. Auf diese Weise verstärken die Pregnanolone nicht nur den Effekt der GABA, sondern auch die Wirkung sedierender, anxiolytischer und antikonvulsiver Medikamente.

Wichtig ist, dass die Neurosteroide an eine Transmembrandomäne des GABA$_A$-Rezeptors binden und auch in Abwesenheit der GABA wirksam werden. Man kann die dämpfend wirkenden Neurosteroide Allopregnanolon und THDOC als positive allosterische Modulatoren des GABA$_A$-Rezeptors bezeichnen. Andere Neurosteroide wirken als Antagonisten der GABA und haben durch die Inhibition des dämpfenden GABA-Effekts eine exzitatorische Wirkung. Dazu zählen vor allem das Pregnenolonsulfat und das DHEA-Sulfat, die man auch als negative allosterische Modulatoren des GABA$_A$-Rezeptors bezeichnen kann (s. Tab. 1, Abb. 1) [11].

Der GABA$_A$-Rezeptor besteht aus 5 variablen Untereinheiten, deren Zusammensetzung in den verschiedenen Regionen des ZNS heterogen ist. Dementsprechend variiert innerhalb des ZNS auch die Affinität des GABA$_A$-Rezeptors zu den verschiedenen Agonisten und Antagonisten und damit deren dämpfende oder erregende Effekte [10]. Hinsichtlich der Wirkung der Neurostero-

ide, der Benzodiazepine, Barbiturate und anderer Substanzen ist von Bedeutung, dass sie nicht mit der GABA um deren spezifische Bindungsstelle konkurrieren, sondern an andere Domänen des GABA$_A$-Rezeptors binden [10]. Dadurch kommt es zu einer Konformationsänderung der betreffenden Untereinheit des Rezeptors. Während Benzodiazepine lediglich die Wirkung der GABA auf den GABA$_A$-Rezeptor verstärken, können die Neurosteroide – ebenso wie Barbiturate – auch in Abwesenheit der GABA wirksam werden und den Chlorionen-Einstrom modulieren.

Die hormonal aktiven Sexualsteroide Progesteron, Estradiol und Testosteron haben keinen Einfluss auf die Bindung der GABA (s. Tab. 1). Dagegen schwächen Neurosteroide wie das Pregnenolon, DHEA-Sulfat und vor allem Pregnenolonsulfat am GABA$_A$-Rezeptor in nicht kompetitiver Weise die GABA-Wirkung und wirken dadurch exzitatorisch [10]. Eine gewisse Gegenregulation ist dadurch gewährleistet, dass aus diesen beiden GABA-Antagonisten in den Neuronen die GABA-Agonisten Allopregnanolon und Androsteron gebildet werden können (s. Abb. 1). Pregnenolon verringert auch die dämpfende Wirkung des Glycins und den über das G-Protein regulierten Einstrom von Calciumionen.

Wie Pregnanolon und Androsteron hat auch das THDOC eine über den GABA$_A$-Rezeptor vermittelte dämpfende Wirkung. Im Gegensatz zum Pregnanolon entsteht es jedoch nicht im ZNS, sondern in der Nebennierenrinde. Hinsichtlich ihrer Wirkung auf den GABA$_A$-Rezeptor sind die 3α,5α-reduzierten Steroide Allopregnanolon, Androsteron und und THDOC 10-mal so wirksam wie Benzodiazepine und 200-mal so wirksam wie Pentobarbital [2]. Es ist anzunehmen, dass die hohen Konzentrationen dieser Steroide, die man nach Stress und vor allem im letzten Trimester der Schwangerschaft findet, eine wichtige biologische Funktion haben (Tab. 2) [3]. Auch die sedierende Wirkung des Ethanols und des Melatonins verläuft über eine Verstärkung des GABA-Effekts am Rezeptor [10]. Barbiturate verstärken in niedrigen Konzentrationen den GABA-Effekt, während sie in hohen Konzentrationen direkt hyperpolarisierend wirken und eine allgemeine Hemmung der ZNS-Aktivität hervorrufen. Bei chronischer Gabe von Benzodiazepinen, Barbituraten oder Steroiden kann sich eine funktionale Toleranz, d.h. eine Wirkungsabschwächung entwickeln. Einige Schwermetallionen wie Zink und in geringerem Maße Cadmium, Nickel, Mangan und Kobalt hemmen die

Steroid	frühe Follikelphase	40. Schwangerschaftswoche
Estradiol	0,05 ng/ml	20 ng/ml
Estriol	0,01 ng/ml	12 ng/ml
Progesteron	0,1 ng/ml	140 ng/ml
20α-Dihydroprogesteron	0,2 ng/ml	25 ng/ml
5-Pregnenolon	0,1 ng/ml	8 ng/ml
5-Pregnenolonsulfat	2 ng/ml	400 ng/ml
Cortisol	100 ng/ml	150 ng/ml
Corticosteron	2 ng/ml	15 ng/ml
11-Deoxycorticosteron (DOC)	0,6 ng/ml	0,2 ng/ml
Pregnanolon	0,1 ng/ml	14 ng/ml
Testosteron	0,4 ng/ml	1,5 ng/ml
Dihydrostestosteron	0,2 ng/ml	0,2 ng/ml
Androstendion	1,5 ng/ml	3 ng/ml
DHEA	4 ng/ml	4 ng/ml
DHEA-Sulfat	3000 ng/ml	800 ng/ml

Tab. **2** Serumkonzentrationen einiger Steroide während der frühen Follikelphase sowie in der 40. Schwangerschaftswoche (nach Buster et al. 1979a; 1979b [12, 13]; Dörr et al. 1989 [14]).

GABA-Wirkung am Rezeptor, während Calcium und Magnesium unwirksam sind [10].

Progesteron selbst kann die Wirkung exzitatorischer Aminosäuren auf die neuronale Aktivität abschwächen, ohne dass eine vorherige Metabolisierung zu Pregnanolon erforderlich ist. Möglicherweise trifft dies auch für synthetische Progesteronderivate zu. Darüber hinaus können Progesteron und seine reduzierten Metaboliten sowie andere Gestagene über die Modulation zahlreicher anderer rezeptorabhängiger und nicht-rezeptorabhängiger Ionophoren das elektrische Potenzial der Neurone beeinflussen [15]. Progesteron verstärkt im Tierversuch den Hemmeffekt der GABA und inhibiert den exzitatorischen Effekt der Glutaminsäure innerhalb weniger Minuten, was auf einen nicht genomischen Effekt hindeutet [16]. Möglicherweise haben die synthetischen Gestagene, zumindest die Progesteronderivate, einen ähnlichen Einfluss. Darüber hinaus können Gestagene nach Bindung an die nuklearen Progesteronrezeptoren über die klassischen genomischen Mechanismen auch einen hemmenden Effekt auf das ZNS haben. Dagegen haben die Progesteronmetaboliten Pregnanolon und Pregnenolon, die nicht genomisch wirken, keine Affinität zum klassischen Progesteronrezeptor.

Wirkung der Sexualsteroide auf Stimmung und Verhalten

Östrogene haben eine positive Wirkung auf die Stimmung und das Wohlbefinden. Dies dürfte mit der Verstärkung der Serotonin- und Dopaminaktivität zusammenhängen. Der antagonistische Effekt des Progesterons zeigt sich in einem ungünstigen Einfluss auf die Stimmung, der mit dem Verlauf der Lutealphase zunimmt. Die Symptomatik des prämenstruellen Syndroms (PMS) ist etwa 5 Tage nach Erreichen des maximalen Progesteronspiegels, d.h. in der Woche vor der Menstruation, am stärksten ausgeprägt. Der Zusammenhang mit der Wirkung des natürlichen Gestagens ergibt sich auch aus der Beobachtung, dass in anovulatorischen Zyklen keine Stimmungsschwankungen auftreten.

Auch synthetische Gestagene wirken sich ungünstig auf die Stimmung aus; dies gilt gleichermaßen für Progesteronderivate wie für Nortestosteronderivate. Bei Anwendung von Ovulationshemmern beobachtet man bei etwa einem Drittel der Frauen eine Beeinträchtigung der Stimmung, die sich bald nach Beginn der Einnahme bemerkbar macht. Der Effekt nimmt mit der Dosis und Anwendungsdauer zu. In ähnlicher Weise kann sich der Gestagenzusatz bei der Hormonsubstitution auswirken. Bei disponierten Frauen macht sich der ungünstige Effekt des Gestagens in auffälliger Weise bei der zyklischen Behandlung bemerkbar. Er ist dosisabhängig und kann durch eine Erhöhung der Östrogendosis teilweise kompensiert werden.

Von den reduzierten Progesteronmetaboliten, insbesondere vom 3α,5α-Tetrahydroprogesteron (Allopregnanolon) ist bekannt, dass sie über ihre Bindung an die GABA$_A$-Rezeptoren sedierend und anxiolytisch wirken. Beispielsweise hat man nach oraler Gabe einer hohen Dosis von mikronisiertem Progesteron bei einem Teil der Frauen einen sedierenden Effekt beobachtet – ein Hinweis auf die Bedeutung der metabolischen Aktivität, die individuell sehr unterschiedlich ist. Über den gleichen Mechanismus kommt die anxiolytische Wirkung einer oralen Progesteronbehandlung zustande, während die vaginale Applikation von Progesteron aufgrund der geringen Metabolisierung keinen therapeutischen Erfolg hatte.

Inwieweit die nach der Einnahme entstehenden Metaboliten der synthetischen Gestagene die Psyche beeinflussen, ist nicht geklärt. Im Gegensatz zum natürlichen Progesteron wird die Doppelbindung zwischen C4 und C5 bei den Progesteronderivaten (z.B. Medroxyprogesteronacetat, Cyproteronacetat, Chlormadinonacetat, Medrogeston) nicht oder nur in geringem Maße reduziert. Deshalb sind bei ihrer Anwendung keine sedierenden oder anxiolytischen Wirkungen zu erwarten. Im Gegensatz dazu werden die 19-Nortestosteronderivate in erster Linie durch Reduktion der Doppelbindung sowie der 3-Ketogruppe inaktiviert. Es ist aber fraglich, ob das entstehende $3\alpha,5\alpha$-Hydroxy-Derivat Konzentrationen erreicht, bei denen eine nachweisbare Wirkung möglich ist.

Stress

Stressreaktionen laufen nach einem bestimmten Schema über mehrere Stadien ab. Die Alarmreaktion ist mit einer verstärkten Ausschüttung des Corticotropin-Releasing-Hormons (CRH) verbunden. Die Freisetzung des CRH wird u.a. von der dämpfend wirkenden GABA kontrolliert. Es wird vermutet, dass die Stressreaktion mit der Ausschüttung eines Neuropeptids (Diazepam-Bindungsinhibitor, DBI) beginnt, welches die dämpfende Wirkung der GABA am $GABA_A$-Rezeptor blockiert [17]. Gleichzeitig stimuliert dieser DBI in den Gliazellen die Produktion des Neurosteroids Pregnenolon, so dass es innerhalb weniger Minuten zu einer deutlichen Erhöhung der Pregnenolon-Konzentration im ZNS kommt. Dieses Pregnenolon bzw. Pregnenolonsulfat verstärkt den blockierenden Effekt des DBI am $GABA_A$-Rezeptor und reduziert so die dämpfende Wirkung der GABA noch mehr. Dadurch wird eine starke Ausschüttung des CRH ausgelöst, welche zu einer verstärkten Freisetzung von ACTH aus der Adenohypophyse und damit zu ei-

ner Stimulation der adrenalen Produktion und Freisetzung von Corticosteroiden (Cortisol und Deoxycorticosteron) und Katecholaminen führt [9,17]. Der DBI wirkt in der Nebennierenrinde als Mediator des ACTH-Effekts und steigert die adrenale Steroidproduktion. Gleichzeitig mit den Kortikosteroiden werden aus der Nebennierenrinde THDOC und aus den Gliazellen Allopregnanolon freigesetzt, welche nun im Sinne einer Gegenregulation am $GABA_A$-Rezeptor die dämpfende Wirkung der GABA verstärken. Beide Steroide wirken anxiolytisch und verhindern eine Überstimulation der Neuronen [9].

Depression und Angst

Man nimmt an, dass Angst- und Panikzustände mit einer verstärkten Noradrenalinaktivität zusammenhängen, während bei Depressionen die Noradrenalinfunktion verringert ist.

Die biologischen und biochemischen Abläufe bei Angst und Hilflosigkeit sowie Depression ähneln denen von Stressreaktionen und beruhen vermutlich auf einer Ineffizienz der GABAergen Funktion [9,11,17]. Bei Depressionen und Angst sind die DBI-Konzentration im ZNS erhöht und die GABA-Aktivität reduziert [17]. Angst und depressiver Zustand sind ähnlich wie Stress durch eine Hyperaktivität der hypothalamo-hypophysär-adrenalen Achse charakterisiert, und bei Angstzuständen beobachtet man erhöhte Cortisolspiegel [18]. Dabei werden nicht nur die Corticosteroide aus der Nebennierenrinde, sondern auch die exzitatorischen Neurosteroide DHEA-Sulfat und Pregnenolonsulfat, die als GABA-Antagonisten eine anxiogene Wirkung haben, verstärkt im ZNS aus den Gliazellen freigesetzt. Auch bei manisch-depressiven Störungen und anderen funktionellen Psychosen findet man erhöhte Cortisolspiegel [19]. Bei Manien und Schizophrenie wird eine Hyperaktivität des Dopamins vermutet.

Dagegen entfalten GABA-Agonisten wie Allopregnanolon und THDOC eine rasche anxiolytische und antidepressive Wirkung. Dieser Effekt kommt durch die Verstärkung der GABA-Wirkung am GABA-Rezeptor bzw. durch direkte Verstärkung des Chlorionen-Einstroms zustande, während z.B. trizyklische Antidepressiva die Aktivität der GABA durch Stimulation ihrer Freisetzung und Hemmung ihrer Wiederaufnahme erhöhen.

Störungen bei der Regulation bzw. Dämpfung von Stressreaktionen scheinen bei der Entstehung von Angst und Depressionen eine Rolle zu spielen. Ein Überwiegen der exzitatorischen Steroide gegenüber den dämpfenden Substanzen im ZNS könnte eine emotionale Instabilität bedingen, die bei Neurosen und Angst zum Tragen kommt. Dieses Persönlichkeitsbild ist geprägt von einem stärkeren Erregungszustand, einer verstärkten Reaktion gegen äußere Stimuli und von höheren Cortisolspiegeln. Möglicherweise sind erhöhte Konzentrationen von GABA-Antagonisten für die erhöhte Sensitivität und die Neigung zu depressiven Zuständen bei Patientinnen mit PMS verantwortlich. Sie könnten auch die höhere Wirkungsschwelle für Barbiturate erklären [9]. Im Gegensatz dazu könnten höhere Konzentrationen von dämpfenden Steroiden einen ausgeglichenen Persönlichkeitstyp kennzeichnen.

Literatur

1. McEwen, B.S.: Steroid hormones: Effect on brain development and function. Horm. Res. 1992; 37 Suppl. 3: 1–10
2. Brann, D.W., L.B. Hendry, V.B. Mahesh: Emerging diversities in the mechanism of action of steroid hormones. J. Steroid Biochem. Molec. Biol. 1995; 52: 113–133
3. Kuhl, H.: Depressive Verstimmungen und Steroidhormone des Ovars. Arch. Gynecol. Obstet. 1997; 260: 515–528
4. Baulieu, E.E., M. Schumacher: Progesterone as a neuroactive neurosteroid, with special reference to the effect of progesterone on myelination. Hum. Reprod. 2000; 15 Suppl. 1: 1–13
5. Bixo M, T. Bäckström, B. Winblad, A. Andersson: Estradiol and testosterone in specific regions of the human female brain in different endocrine states. J. Steroid Biochem. Molec. Biol. 55 (1995) 297–303
6. Murakami, K., T. Nagakawa, M. Shozu, K. Uchide, K. Koike, M. Inoue: Changes with aging of steroidal levels in the cerebrospinal fluid of women. Maturitas 1999; 33: 71–80
7. Hammond, G.L., J. Hirvonen, R. Vihko: Progesterone, androstenedione, testosterone, 5α-dihydrotestosterone and androsterone concentrations in specific regions of the human brain. J. Steroid Biochem. 1983; 18: 185–189
8. Tischkau, S.A., V.D. Ramirez: A specific membrane bindung protein for progesterone in rat brain: sex differences and induction by estrogen. Proc. Natl. Acad. Sci. USA 1993; 90: 1285–1289
9. Majewska, M.D.: Neurosteroids: Endogenous bimodal modulators of the GABA$_A$ receptor.

Mechanism of action and physiological significance. Progr. Neurobiology 1992; 38: 379–395
10. Sieghart, W.: Structure and pharmacology of gamma-aminobutyric acid$_A$ receptor subtypes. Pharmacol. Rev. 1995; 47: 181–234
11. Costa, E, J. Auta, A. Guidotti, A. Korneyev, E. Romeo: The pharmacology of neurosteroidogenesis. J. Steroid Biochem. Molec. Biol. 1994; 49: 385–389
12. Buster, J.E., R.J. Chang, D.L. Preston, R.M. Elashoff, L.M. Cousins, G.E. Abraham, C.J. Hobel, J.R. Marshall: Interrelationships of circulating maternal steroid concentrations in third trimester pregnancies. I. C21 steroids: progesterone, 16α-hydroxyprogesterone, 17α-hydroxyprogesterone, 20α-dihydroprogesterone, delta5-pregnenolone, delta5-pregnenolone sulfate, and 17-hydroxy-delta5-pregnenolone. J. Clin. Endocrinol. Metab. 1979; 48: 133–142
13. Buster, J.E., R.J. Chang, D.L. Preston, R.M.Elashoff, L.M. Cousins, G.E. Abraham, C.J. Hobel, J.R. Marshall: Interrelationship of circulating steroid concentrations in third trimester pregnancies. II. C18 and C19 steroids: estradiol, estriol, dehydroepiandrosterone, dehydroepiandrosterone sulfate, delta5-androstenediol, delta4-androstenedione, testosterone, and dihydrotestosterone. J. Clin. Endocrinol. Metab. 1979; 48: 139–142
14. Dörr, H.G., A. Heller, H.A.T. Versmold, W.G. Sippell, M. Herrmann, F. Bidlingmaier, D. Knorr: Longitudinal study of progestins, mineralocorticoids, and glucocorticoids throughout human pregnancy. J. Clin. Endocrinol. Metab. 1989; 68: 863–868
15. Smith, S.S.: Female sex steroid hormones: from receptors to networks to performance – actions on the sensorimotor system. Progr. Neurobiology 1994; 44: 55–86
16. Smith, S.S., B.D. Waterhouse, J.K. Chapin, D.J. Woodward: Progesterone alters GABA and glutamate responsiveness: a possible mechanism for its anxiolytic action. Brain Res. 1987; 400: 353–359
17. Ferrarese, C., I. Appolonio, G. Bianchi, M. Frigo, C. Marzorati, N. Pecora, M. Perego, C. Pierpaoli, L. Frattola: Benzodiazepine receptors and diazepam binding inhibitor: a possible link between stress, anxiety and the immune system. Psychoneuroendocrinology 1993; 18: 3–22
18. Baker, G.H.B., M.S. Irani, A.N. Byrom, N.M. Nagvekar, R.J. Wood, J.R. Hobbs, D.A. Brewerton: Stress, cortisol concentrations, and lymphocyte subpopulations. Br. Med. J. 1985; 290: 1393
19. Christie, J.E., L.J. Whalley, H. Dick, D.H.R. Blackwood, I.M. Blackburn, G. Fink: Raised plasma cortisol concentrations are a feature of drug-free psychotics and are not specific for depression. Br. J. Psychiatry 1986; 148: 58–65

2 Das prämenstruelle Syndrom

Meinert Breckwoldt

Zusammenfassung

■ Das prämenstruelle Syndrom (PMS) ist charakterisiert durch zyklusabhängige Störungen mit psychischen und physischen Symptomen. Zu den körperlichen Symptomen gehören Gewichtszunahme, Ödemneigung und Mastodynie. Bei den psychischen Störungen stehen Stimmungslabilität mit Neigung zu depressiven Verstimmungen, Konzentrationsstörungen, Angstzuständen, Reizbarkeit und auffälligen Verhaltensweisen im Vordergrund. Die Beschwerden treten prämenstruell auf und verlieren sich mit Einsetzen der Regelblutung. Der Schweregrad der Symptomatik ist unterschiedlich. Etwa 2–3 % aller Frauen im geschlechtsreifen Alter leiden an einem so ausgeprägten PMS, dass ärztlicher Rat gesucht wird.

Die Ätiologie des Syndroms ist ungeklärt und hypothetisch; diskutiert werden Störungen im Serotoninstoffwechsel des ZNS, sowie Veränderungen des Metabolismus von Sexualsteroiden im Gehirn, welche die Funktion des GABAergen Systems modulierend beeinflussen. Dabei sind lokal entstehende Progesteronmetabolite im Sinne von Neurosteroiden von besonderer Bedeutung. Ferner werden Störungen im Aldosteronstoffwechsel, Veränderungen der endogenen Opiate oder eine temporäre Hyperprolaktinämie als ätiologische Faktoren vermutet.

Die ungeklärte Ätiologie und die komplexe Pathophysiologie des PMS erklären die polypragmatischen Therapieempfehlungen. Die von der Psychotherapie über die Gabe von Psychopharmaka, die Anwendung von Aldosteronantagonisten, Opiatantagonisten, dem Einsatz von GnRH-Analoga bis zur Verschreibung oraler Kontrazeptiva reichen.

Die Behandlung des PMS bedarf einer individualisierten Therapie, die sich vorrangig am Leitsymptom orientieren sollte. ■

Das prämenstruelle Syndrom (PMS) ist charakterisiert durch zyklisch wiederkehrende Veränderungen der Stimmungslage mit Neigung zur Depression, einhergehend mit körperlichen Symptomen wie Gewichtszunahme, Ödemneigung, Mastodynie und Migräne. Diese Störungen treten regelmäßig in der zweiten Zyklushälfte auf und verlieren sich mit Einsetzen der Menstruation.

Neben der Neigung zur depressiven Verstimmung wird auch über andere psychische Veränderungen in unterschiedlicher Häufigkeit und Intensität geklagt. Dazu gehören Angstzustände, Konzentrationsschwäche, Reizbarkeit, Stimmungslabilität und Schlafstörungen. Bei den somatischen Beschwerden stehen die Ödemneigung und das Brustspannen im Vordergrund. Da die meisten Symptome insbesondere im psychischen Bereich subjektiver Natur sind, ist eine objektive Einschätzung des Schweregrades nicht möglich. Daher wird der Krankheitswert des PMS unterschiedlich eingeschätzt. Diese Einschätzung reicht von klinischer Bedeutungslosigkeit bis zur schweren physischen und psychischen Beeinträchtigung, so dass in Einzelfällen Arbeitsunfähigkeit oder geistige Unzurechnungsfähigkeit attestiert wird, wie in England in einem spektakulären Mordprozess geschehen. Die von Sundström et al. entwickelte Methode zur Bestimmung des Schweregrades des PMS stützt sich im Wesentlichen auf die subjektive Einschätzung und die Dauer der Symptomatik [1].

Epidemiologie

Man kann davon ausgehen, dass etwa 50 % aller Frauen im geschlechtsreifen Alter über mehr oder weniger ausgeprägte körperliche und psychische Veränderungen in der zweiten Zyklushälfte berichten. Diese Veränderungen werden aber nicht als gravierende Beeinträchtigung der allgemeinen Leistungsfähigkeit und der Gemütsverfassung empfunden. Nach epidemiologischen Erhebungen kann davon ausgegangen werden, dass etwa 2–3 % aller Frauen im geschlechtsreifen Alter, vorwiegend zwischen dem 40. und 50. Lebensjahr, an einem ausgeprägten PMS leiden. Nach den Untersuchungen von Andersch et al. beträgt die geschätzte Prävalenz für das PMS 3,4–4,6 % [2]. Bei schwerem PMS kann die berufliche Tätigkeit in dieser Zeitspanne unmöglich sein, insbesondere aufgrund der seelischen Beeinträchtigung [3]. Da enge Verbindungen zwischen dem PMS und psychiatrischen Erkrankungen bestehen, kann man dieses Syndrom als eine vorwiegend psychische Störung einschätzen.

Insbesondere für die Neigung zur depressiven Verstimmung trifft es zu, dass psychische Symptome bereits in der ersten Zyklushälfte nachweisbar sind und sich in der prämenstruellen Phase deutlich verstärken. Aus psychiatrischer Sicht gibt es eine Reihe von Übereinstimmungen zwischen depressiven Patientinnen und Patientinnen mit PMS hinsichtlich neurophysiologischer Auffälligkeiten [4–6].

Hierher gehören Veränderungen im Schlaf-EEG, die für die Depression typisch sind und sich auch bei PMS-Patientinnen nachweisen lassen. Ein weiteres Argument dafür, dass das PMS als psychiatrische Erkrankung aufzufassen ist, lässt sich aus klinischen Studien mit Psychopharmaka wie Serotoninwiederaufnahmehemmern herleiten. Sowohl die endogene Depression als auch die depressive Verstimmung im Rahmen des PMS sprechen sehr gut auf Serotoninwiederaufnahmehemmer wie Fluoxetin an [7–10].

Neben der Depression spielt die Angst- und Paniksymptomatik beim PMS eine wichtige Rolle [6].

Die Zyklusabhängigkeit der Symptomatik legt den Gedanken nahe, dass endokrine Ursachen an der Entstehung des PMS beteiligt sind und im Zusammenhang mit den zyklischen Schwankungen der Sexualsteroide erklärt werden könnten. Da die Beschwerden sich auf die zweite Zyklushälfte konzentrieren, wurde ein Zusammenhang mit der Funktion des Corpus luteum vermutet. Diese Vermutung wurde gestärkt durch die Tatsache, dass bei anovulatorischen Zyklen eine PMS-Symptomatik nicht nachweisbar ist [11]. Ebenso lässt sich durch die Anwendung von GnRH-Analoga nach Erreichen ovarieller Funktionsruhe die PMS-Symptomatik deutlich bessern [12–14].

Die Symptome des PMS entwickeln sich während der zweiten Zyklushälfte, wenn die peripheren Spiegel für Estradiol und Progesteron ihr Maximum erreichen.

Es wurde in einer Reihe von Studien nachgewiesen, dass sich die Plasmaspiegel von Estradiol und Progesteron bei PMS-Patientinnen nicht von denen gesunder Frauen unterscheiden. Auch die peripheren Konzentrationen von FSH und LH, das Dehydroepiandrosteronsulfat sowie Prolaktin und Cortisol sind bei PMS-Patientinnen gegenüber gesunden Kontrollpersonen nicht verändert [15]. Obwohl es bei den peripheren Konzentrationen der Sexualsteroide zwischen gesunden Frauen und PMS-Patientinnen keinen Unterschied gibt, ist es dennoch möglich, dass Sexualsteroide an der Pathophysiologie des PMS beteiligt sind. Die im peripheren Blut gemessenen Konzentrationen sagen nichts über ihre Bedeutung bezüglich der Beeinflussung der Regulation der Hirnfunktion aus.

Sexualsteroide und Hirnfunktion

Sexualsteroide wirken über intrazelluläre Rezeptoren am Zellkern des Erfolgsorgans und regulieren die Genexpression und somit auch die Synthese der am Steroidmetabolismus im Gehirn beteiligten Enzyme [16]. Darüber hinaus können Sexualsteroide auch über nicht genomische Mechanismen Einfluss auf die Funktion des Zentralnervensystems nehmen und kognitive sowie emotionale Prozesse beeinflussen. Gedächtnisleistung, Lernfähigkeit, Schmerzempfindung und allgemeine Befindlichkeit werden durch Sexualsteroide moduliert.

Von besonderem Interesse ist die Beziehung zwischen bestimmten Progesteronmetaboliten und dem GABA$_A$-Rezeptor. Das GABA$_A$-Transmittersystem wird in etwa 30 % der Hirnsynapsen angetroffen. Der wirksamste Progesteronmetabolit ist das 3α-Hydroxy-5α-pregnan-2-on (Allopregnanolon). Auch sein 5β-Isomer ist in dieser Hinsicht wirksam [17, 18]. Diese Metabolite sind als Neurosteroide zu definieren, d. h., sie entstehen durch lokale Metabolisierung und greifen regulierend in neurophysiologische bzw. physiopathologische Prozesse ein. Die Konzentrationen von Allopregnanolon im peripheren Blut steigen in der zweiten Zyklushälfte und insbesondere in der Schwangerschaft deutlich an [19]. Möglicherweise ist das Allopregnanolon verantwortlich für die oft geklagte Müdigkeit in der Frühschwangerschaft. In psychiatrischer Hinsicht wirkt Allopregnanolon anxiolytisch und antiepileptisch [20].

Die Pathophysiologie des PMS ist komplex und ätiologisch ungeklärt. In der Auseinandersetzung mit dieser Symptomatologie sind eine Vielzahl von Hypothesen zu ihrer Ätiologie entwickelt worden, die sich alle für eine zielgerichtete therapeutische Strategie als unzureichend erwiesen haben und zu einem polypragmatischen therapeutischen Angebot führten. Der Katalog der therapeutischen Maßnahmen reicht von der Verhaltenstherapie über die Gabe von Psychopharmaka, die Anwendung von Aldosteron-Antagonisten, den Einsatz von GnRH-Analoga bis zur Verschreibung von oralen Kontrazeptiva.

Angesichts der ungeklärten Ätiologie und der Schwierigkeit, den Schweregrad des Leidens zu quantifizieren, ist man bei der Behandlung des PMS auf eine individualisierte Therapie, die sich am Leitsymptom orientieren sollte, angewiesen. Stehen psychische Symptome wie Depressivität, Angstsymptome und Verhaltensstörungen im Vordergrund, können Opiatantagonisten wie Naltrexon oder auch Serotoninwiederaufnahmehemmer wie Fluoxetin eingesetzt werden. Auch selektive MAO-Inhibitoren wie Moclobemid können in Einzelfällen gezielt verordnet werden. Beim Einsatz von Psychopharmaka ist eine strenge Indikationsstellung und gegebenenfalls eine psychiatrische Betreuung erforderlich. Zur Behandlung der somatischen Beschwerden, insbesondere der Ödemneigung bietet sich Spironolacton wegen seiner antidiuretischen Wirksamkeit als sinnvolle Maßnahme an.

Bei besonders ausgeprägter zyklusabhängiger Symptomatik können auch GnRH-Analoga eingesetzt werden, um auf diese Weise die endogene Ovarialfunktion vollständig auszuschalten. Zur Kompensation der dabei auftretenden vasomotorischen Instabilität sollten dann im Sinne einer „Add-back"-Therapie Estriolpräparate gegeben werden. Dabei sollte die Behandlungsdauer wegen einer möglichen Demineralisierung des Skelettsystems 6 Monate nicht überschreiten.

Literatur

1. Sundström, I., A. Anderson, S. Nyberg et al.: Patients with premenstrual syndrome have a different sensitivity to a neuroactive steroid during the menstrual cycle compared to control subjects. Neuroendocrinology 1998; 67: 126–138
2. Andersch, B., C. Wendestam, L. Hahn et al.: Premenstrual complaints. I. Prevalence of premenstrual symptoms in a Swedish urban population. J. Psychosom. Obstet. Gynaecol. 1986; 5: 39–49
3. Rivera-Tovar, A.D., E. Frank: Late luteal phase dysphoric disorder in young women. Am. J. Psychiatry 1990; 147: 1634–1636
4. Ashby, C.R., L.A. Carr, C.L. Cool et al.: Alteration of platelet serotoninergic mechanism and monoamine oxidase activity in premenstrual syndrome. Biol. Psychiatry 1988; 24: 225–233
5. Ashby, C.R., L.A. Carr, C.L. Cooke et al.: Alteration of 5-HT uptake by plasma fractions in the premenstrual syndrome. J. Neural Transm. 1990; 79: 41–45
6. Caldecot-Hazard, S., D.G. Morgan, F. DeLeon-Jones et al.: Clinical and biochemical aspects of depressive disorder. II. Transmitter/receptor theories. Synapse 1991; 9: 251–301
7. Rickels, K., E.W. Freeman, S. Sondheimer et al.: Fluoxetine in the treatment of premenstrual syndrome. Curr. Ther. Res. 1990; 48: 161–166
8. Stone, A.B., T.B. Pearlstein, W.A. Brown: Fluoxetine in the treatment of late luteal phase dysphoric disorder. J. Clin. Psychiatry 1991; 52: 290–293
9. Halbreich, U., N. Rojansky, S. Palter et al.: Estrogen augments serotoninergic activity in postmenopausal women. Biol. Psychiatry 1995; 37: 434–441
10. Romeo, E., A. Strahle, G. Spaletta et al.: Effects of antidepressant treatment on neuroactive steroids in major depression. Am. J. Psychiatr. 1998; 155: 910–913
11. Hammarbäck, S., U.B. Ekholm, T. Bäckström: Spontaneous anovulation causing disappearance of cyclical symptoms in women with the premenstrual syndrome. Acta Endocrinol. (Copenh.) 1991; 125: 132–137
12. Brown, C.S., F.W. Ling, R.N. Andersen et al.: Efficacy of depot leuprolide in premenstrual syndrome: effect of symptome severity and type in a controlled trial. Obstet. Gynecol. 1994; 84: 779–786
13. Mezrow, G., R. Lobo, D. Shoupe et al.: Depot leuprolide acetate with estrogen and progestin addback for long-term treatment of premenstrual syndrome. Fertil. Steril. 1994; 62: 932–937
14. Mortola, J.F., L. Girton, U. Fischer: Successful treatment of severe premenstrual syndrome by combined use of gonadotropin-releasing hormone agonist and estrogen/progestin. J. Clin. Endocrinol. Metab. 1999; 71: 252–262
15. Bäckström, T., D. Sanders, R. Leask et al.: Mood, sexuality hormones and the menstrual cycle. II. Hormone levels and their relationship to the premenstrual syndrome. Psychosom. Med. 1983; 45: 503–507
16. Barnea, A., A. Hajibeigi, J.M. Trant et al.: Expression of steroid metabolizing enzymes by aggregating fetal brain cells in culture: a model for development regulation of the progesterone 5alpha-reductase pathway. Endocrinology 1990; 127: 500–502

17. Norberg, L., G. Wahlström, T. Bäckström: The anaesthetic potency of 3alpha-hydroxy-5alpha-pregnan-20-one and 3alpha-hydroxy-5ß-pregnan-20-one determined with an intravenous EEG-threshold method in male rats. Pharmacol. Toxicol. 1987; 61:42–7

18. Paul, S.M., R.H. Purdy: Neuroactive steroids. FASEB J. 1992; 6: 2311–2322

19. Wang, M.D., L. Seipel, R.H. Prudy et al.: Relationship between symptom severity and steroid variation in women with PMS. J. Clin. Endocrinol. Metab. 1996; 81: 1076–1081

20. Devaud, L.L., R.H. Purdy, A.L. Morrow: The neurosteroid 3alpha-hydroxy-5alpha-pregnan-20-one protects against bicuculline-induced seizures during ethanol withdrawal in rats. Alcohol Clin. Exp. Res. 1995; 19: 350–355

3 Postpartale Depression und depressive Zustände im Klimakterium sowie unter der Hormonsubstitution

Wilhelm Braendle

Zusammenfassung

■ Von der harmlosen, vorübergehenden postpartalen Stimmungslabilität sind **postpartale Depressionen** abzugrenzen, die bei 10–15 % der Frauen in den ersten Wochen und Monaten auftreten und dringend behandlungsbedürftig sind. Eine Wochenbettpsychose, die von manischen Phasen, Erregung, Verwirrung, Depressionen sowie Wahnvorstellungen bestimmt sein kann, ist mit einer Inzidenz von 1–2 pro 1000 Frauen etwa 20-mal so häufig wie bei Nicht-Schwangeren und bedarf unbedingt einer fachspezifischen Therapie. Hormonelle Veränderungen wirken hier wahrscheinlich lediglich als Auslöser, der wichtigste Risikofaktor ist sowohl bei Psychosen als auch bei schweren depressiven Störungen eine vorbestehende Erkrankung oder Prädisposition. Auch wenn in einzelnen Studien sowohl die Behandlung mit Estradiol als auch eine Rezidivprophylaxe durch Progesteron erfolgreich war, sind weitere kontrollierte Studien erforderlich, um die Wirksamkeit niedriger Östrogendosen sowie den Einfluss der Gestagengabe zu untersuchen.

Häufige Symptome des **klimakterischen Syndroms** sind depressive Verstimmungen, Nervosität, Reizbarkeit und Ängstlichkeit. Als Ursache müssen neben dem Abfall des Östrogenspiegels, der zu einer Störung des Serotoninsystems im ZNS führt, psychische Faktoren gesehen werden, die das Ende der Fertilität und die Auseinandersetzung mit dem Älterwerden betreffen. Unter der Hormonsubstitution bessern sich Stimmung, Wohlbefinden und Antrieb meist deutlich. Ebenso gibt es Hinweise darauf, dass Östrogene die kognitive Funktion und Gedächtnisleistung günstig beeinflussen und die Entwicklung einer Demenz verlangsamen sowie die Manifestation der Alzheimer-Krankheit zumindest verschieben können. Definitive Aussagen dazu können jedoch erst nach Abschluss prospektiver randomisierter Studien gemacht werden.

Progesteron und die verschiedenen synthetischen Gestagene antagonisieren die Östrogenwirkung auf verschiedenen Ebenen. Dabei geht ein sedierender Effekt jedoch nur von Progesteron und den Progesteronderivaten aus. Eine ähnliche sedierende Wirkung erfolgt nicht durch die synthetischen Gestagene. Der antiöstrogene Effekt der Gestagene resultiert in einer Reduktion der Zahl der synaptischen Verbindungen, und sie schwächen die Wirkung exzitatorischer Aminosäuren ab. Die sedierende Wirkung von Progesteron wird im Wesentlichen über die im A-Ring reduzierten Metaboliten entfaltet, diese Steroide binden am $GABA_A$-Rezeptor und verstärken den sedierenden und anxiolytischen Effekt von Benzodiazepinen und Barbituraten. Außerdem verstärken Gestagene die Aktivität der Monoaminoxidase und reduzieren dadurch die Serotoninkonzentration. Dieser antiöstrogene Effekt der Gestagene erklärt die häufige Verschlechterung der Stimmung unter zusätzlicher Gestagengabe, während Östrogene alleine stimmungsaufhellend wirken. ■

Postpartale Depression

Die Post-Partum-Periode ist gekennzeichnet durch tief greifende hormonelle Umstellungen: den Abfall der Östrogene und Gestagene, die in hohem Maße durch die Plazenta und die fetoplazentare Einheit synthetisiert werden, den Abfall des hCG-Wertes und den Anstieg des Prolaktins. Letzteres war zwar bereits während der Schwangerschaft erhöht, wird aber nach Wegfall der Östrogenrückkoppelung in Abhängigkeit vom Saugreiz weiterhin in rhythmischen Abständen in erhöhtem Maße sezerniert.

Neben diesen endokrinen Umstellungen sind es aber vor allem psychische und soziale Änderungen, die hinzutreten, die Loslösung von der Schwangerschaft, die eine Symbiose zwischen Mutter und Fetus darstellte, die Entwicklung der frühen Mutter/Kind-Beziehung und der Eintritt des Kindes in die Paarbeziehung [1]. Damit verbunden sind häufig beobachtete Überforderungen und aus ihnen resultierende depressive Verstimmungen („Heultage im Wochenbett"), im angloamerikanischen Schrifttum als postpartaler „blues" oder „baby blues" bezeichnet.

Die Häufigkeitsangaben über vorübergehende Verstimmungen schwanken zwischen 50 und 80 % [2]. Für diese emotionale Labilisierung werden von einigen Autoren hormonelle Umstellungen verantwortlich gemacht. Neben dieser hormonellen Umstellung, die wie hormonelle Schwankungen grundsätzlich zu Labilisierungen führen können, dürften aber vor allem psychosoziale Faktoren eine Rolle spielen. Auch wenn keine Abhängigkeiten vom Alter oder sozioökonomischen Status gefunden wurden, so haben einige Studien doch aufzeigen können, dass Frauen, die bereits vorher oder während der Schwangerschaft psychische Probleme hatten, dann auch häufiger an postpartalem „blues" litten.

Der enorme Abfall der Hormone (Östrogene, Gestagene) betrifft alle Frauen, und es wurde bei Untersuchungen kein spezifischer Unterschied gefunden zwischen den Kontrollen und den Frauen, die einen „blues" entwickelten. Bekannt ist aber, dass sowohl Östrogene als auch Gestagene auf mehrere Neurotransmittersysteme Einfluss haben und dass ein starker Wechsel der Steroidspiegel Umstellungen dieser Transmittersysteme zur Folge hat. Daneben müssen auch die anderen körperlichen und psychischen Umstellungen in Betracht gezogen werden, die in den ersten Tagen nach der Entbindung als Ursache dieser emotionalen Labilisierung infrage kommen. Dieser leichte Verstimmungszustand dauert meist nur Stunden oder Tage an, am häufigsten zwischen dem 3. und 5. Tag nach der Entbindung, und klingt in vielen Fällen von selbst wieder ab. In den meisten Fällen ausreichend ist eine aufklärende Zugewandtheit durch die primär betreuenden Schwestern, Hebammen und Geburtshelfer, die über die Häufigkeit der Verstimmungszustände und die harmlose Natur der Störung aufklären und insbesondere auch entlastend wirken bei den Insuffizienzgefühlen und Schuldgefühlen, keine adäquate Mutter zu sein, mit dem Neugeborenen nicht richtig umgehen zu können oder Stillschwierigkeiten zu haben.

Davon abzugrenzen sind die postpartalen Depressionen, die bei 10–15 % der Frauen in den ersten Wochen bis Monaten auftreten. Dabei spielen sicher psychische und soziale Veränderungen, die Loslösung von der Schwangerschaft und die Entwicklung der Mutter-Kind-Beziehung mit eine Rolle. Hierfür sind neben der depressiven Symptomkonstellation Insuffizienzgefühle als Mutter und Rollenkonflikte typisch. Nicht selten treten auch Zwangsgedanken auf (z.B. Verletzung des Kindes). Eine genauere Definition dieses Krankheitsbildes gibt es leider nicht. Im Allgemeinen wird unter einer postpartalen Depression ein nicht psychotisches Krankheitsbild verstanden, wobei der Postpartalzeitraum sehr weit gefasst wird. Neben der depressiven Verstimmung sind es vor allem Antriebsmangel, Energielosigkeit, Freudlosigkeit, Ängste, Sorgen, Schuldgefühle, Interessenverlust und Konzentrationsstörungen. Pathogenetisch wird auch hierbei die hormonelle Umstellung als Faktor gesehen, zusätzlich aber psychosoziale Faktoren. Hierbei ist es wohl insbesondere eine mangelnde soziale Unterstützung in der Partnerschaft, die die Entwicklung einer postpartalen Depression begünstigt. Der Verlauf dieser postpartalen Depression ist im Allgemeinen günstiger als bei depressiven Erkrankungen, die außerhalb des Wochenbettes auftreten. Außerdem ist die Rezidivgefahr geringer.

Eine postpartale Depression kann sich aber durchaus über Monate hinziehen und bedarf der fachspezifischen Behandlung, wobei eine enge Kooperation mit Geburtshelfer und Kinderarzt angestrebt werden sollte.

Als schwerstes Krankheitsbild ist die Wochenbettpsychose mit Stimmungsschwankungen einzustufen, die von Euphorie, manischen Phasen, Erregung, Verwirrung, Depressionen sowie Halluzinationen und Wahnvorstellungen geprägt ist; sie kann auch bei Frauen ohne vorherige Symptomatik auftreten. Die Wochenbettpsychose ist mit einer Inzidenz von 1–2 pro 1000 Frauen etwa 20-mal so häufig wie Depressionen bei Nicht-Schwangeren. Postpartale Depressionen werden häufig verkannt und bleiben daher unbehandelt. Dies kann zu einem tragischen Verlauf (erweiterter Suizid) führen. Eine frühzeitige psychiatrische Intervention ist unbedingt erforderlich [3].

Klimakterisches Syndrom: psychische Symptome

Psychische Veränderungen bis hin zu Depressionen werden häufig in Zusammenhang gebracht mit dem Absinken der Östrogenspiegel in der klimakterischen Übergangsphase. Ältere Studien benutzten den Begriff der Involutionsmelancholie. Bereits in den 70er Jahren wurde aufgrund von epidemiologischen Studien geschlossen, dass Frauen in der perimenopausalen Übergangsphase nicht häufiger depressiv werden als in anderen Lebensphasen. Viele prospektiv durchgeführte Untersuchungen haben dann aufgezeigt, dass Depressionen nach der Menopause nicht häufiger vorkommen als in anderen Lebensphasen. Ebenso fand sich kein Unterschied in der Häufigkeit der Erkrankungsrate bei prä-menopausalen, perimenopausalen als auch früh- und spätpostmenopausalen Frauen.

In diesem Lebensalter werden insgesamt häufiger Veränderungen psychischer Faktoren bis hin zur psychiatrischen Erkrankung gefunden. Sie zeigten sich aber eher an das chronologische Lebensalter gebunden als an den Menopausenstatus. Zudem finden sich für dieses Alter typische Belastungsfaktoren, bedingt durch soziale Umstellungen. Dennoch haben sich gerade während der letzten Jahre viele Untersuchungen der Frage gewidmet, ob nicht doch Östrogene bei „perimenopausalen Depressionen" sowohl ätiologisch eine Rolle spielen könnten als auch die Behandlung mit Östrogenen von primärem oder zumindest additivem therapeutischem Nutzen sein könnte. Ein Hinweis darauf ist der häufig genannte Grund depressiver Beschwerden, mit denen Frauen „Menopause-Sprechstunden" aufsuchen. Auch in der jüngsten Auswertung einer europäischen Studie, die die sog. „Menopause Rating Scale" (MRS), eine Selbstbeurteilungsskala, benutzte, wurden depressive Verstimmungen, Nervosität, Reizbarkeit und Ängstlichkeit nach Schlafstörungen und Hitzewallungen als häufigste Symptome angegeben [4].

Bei der Bewertung der Wirkung einer Hormonsubstitution fand sich unter den raschen Effekten ein günstiger Einfluss auf Antrieb und Depression an zweiter Stelle hinter der Besserung der Hitzewallungen. Dem stehen andere Studien gegenüber, die keine direkten Beziehungen zwischen Östrogenspiegel und depressiver Verstimmung fanden, wie z. B. in einer australischen Studie [5].

Hierbei wurde aber sehr wohl ein Zusammenhang zwischen depressiver Stimmung in zeitlicher Korrelation zur letzten Menstruationsblutung gefunden als auch ein positiver Einfluss, der mit der Besserung vasomotorischer Symptome korrelierte. Die meisten Studien kommen jedoch zu dem Schluss, dass psychologische Faktoren relevanter zu sein scheinen für psychische Symptome als der Menopausenstatus. Angeführt werden hierbei z. B. das Ende der Fertilität, die Auseinandersetzung mit dem Alter und soziale Aspekte der älteren Frau, die sich sozial abgewertet fühlt. Eine wesentliche Rolle dürften auch körperliche Verunsicherungen spielen, insbesondere durch die vasomotorischen Symptome und die damit verbundenen Schlafstörungen. Wenn auch klinisch prospektive, plazebokontrollierte Studien, die Depressionsskalen als Messinstrumente benutzt haben, meist keinen direkten signifikanten Einfluss der Östrogene fanden, so ließ sich doch eine Besserung von Stimmung und Antrieb nachweisen, die mit einem positiven Einfluss auf die vasomotorischen Symptome und die mit ihnen vergesellschafteten Störungen einherging [6].

Eine Vielzahl biochemischer Faktoren und Reaktionswege wurde in der Vergangenheit mit psychischen Veränderungen und depressiven Verstimmungen in Zusammenhang gebracht. So ist bekannt, dass Stressreaktionen wesentlich mit der Funktion der GABA-Rezeptoren in Zusammenhang stehen. Eine erhöhte Ausschüttung von β-Endorphin unter Stresssituationen wurde als Folge einer vermehrten Ausschüttung des Gonadotropin-Releasing-Faktors beschrieben, der über das GABA-Rezeptorsystem kontrolliert wird. So wurden bei depressiven Patienten erniedrigte GABA-Konzentrationen im Liquor nachgewiesen und ebenso konnte der Wirkungsmechanismus von Antidepressiva als Antagonisten im GABA-System aufgezeigt werden. Diese Zusammenhänge müssen jedoch als Komplex begriffen werden [7].

Ein Östrogenmangel, der über die Beeinflussung zerebraler Neurotransmitter eine Instabilität und damit verbunden eine Störung des Nachtschlafs zur Folge hat, und eine Östrogensubstitution, die zu einer signifikanten Verbesserung des Nachtschlafs führt, haben natürlich indirekt einen Einfluss auf die Gemütslage und den Antrieb am Tag.

Die nachgewiesenen Ähnlichkeiten zwischen den Einflüssen der Östrogene auf zerebrale Stoffwechselwege und denen der Psychopharmaka (Östrogene als MAO-Hemmer, die eine erhöhte Noradrenalin-Synthese zur Folge haben, Östrogene als Stimulatoren der Tryptophanfreisetzung, die zu erhöhten Serotoninspiegeln führt) zeigen indirekte Einflussfaktoren auf.

Ebenso gibt es Studien, die zeigen, dass Östrogene die kognitive Funktion beeinflussen und die Entwicklung einer Demenz verhindern können. So konnte nachgewiesen werden, dass ein verbaler Test, der das Erinnerungsvermögen überprüft, unter Östrogen-Substitution deutlich bessere Ergebnisse aufwies als bei ovarektomierten Frauen, die nicht substituiert waren [8]. Neuroendokrinologische Untersuchungen haben zudem Mechanismen aufgezeigt, die erklären, wie Östrogene die Transmitterkonzentrationen erhöhen und die Synaptogenese stimulieren in Gehirngebieten, die mit Gedächtnisleistung und Empfindung verbunden sind [9].

Hitzewallungen als Zeichen einer vasomotorischen Instabilität und die damit zusammenhängenden Schlafstörungen sind objektive Folgen des Östrogenmangels. Inwieweit subjektive Störungen des Antriebs und der Stimmung Folgen des gestörten Nachtschlafes bei Östrogenmangel sind und der dadurch ausgelösten gestörten Vasomotorik oder ob direkte Einflüsse der Östrogene auf zerebrale Stoffwechselprozesse im Neurotransmittersystem ursächlich für die Symptomatik sind, ist nicht hinreichend geklärt.

Östrogene weisen eine Vielfalt an Effekten auf das Gehirn auf. Es ist nachgewiesen, dass die Neurotransmittersysteme vieler Gehirnregionen – sowohl das cholinerge System des Stirnhirns als auch des Hirnstammes, das serotoninerge System des Mittelhirns und das dopaminerge System des Hypothalamus – auf ovarielle Steroide reagieren. Tierexperimentell wurde nachgewiesen, dass diese Systeme altersabhängig degenerieren entsprechend dem altersbedingten Abfall der gonadalen Hormone [10].

Östrogenrezeptoren sind in jüngster Zeit in Neuronen gefunden worden, die sensitiv sind für den Nervenwachstumsfaktor (NGF) [9, 11]. Außerdem wurde gezeigt, dass sowohl Estradiol- als auch Progesteronrezeptoren nicht nur in Neuronen vorhanden sind, sondern ebenso in Gliazellen, wo sie als Mediatoren wichtiger Steroideffekte auf die Gliafunktion wirken. Dadurch können sie im erwachsenen Nervensystem neurotrophe Effekte vermitteln, indem sie Veränderungen der Morphologie und die Vernetzung von Nervenzellen beeinflussen. Als weiterer Faktor muss gesehen werden, dass Steroide auch im Gehirn synthetisiert werden können, so dass sie auch als Neurosteroide bezeichnet werden [12]. Dies weist nicht auf eine spezielle Klasse von Steroiden hin, sondern auf den Ort ihrer Synthese, das Nervensystem. Auch Progesteron wird im Gehirn oder in den peripheren Nerven synthetisiert. Als erstes innerhalb des Nervensystems synthetisiertes Neurosteroid wurde Pregnenolon erkannt, denn seine Spiegel im Gehirn sind deutlich höher als im Blut. Inzwischen ist gesichert, dass Gliazellen über die metabolische Fähigkeit verfügen, Pregnenolon aus Cholesterin zu synthetisieren.

Beim Menschen wurde gezeigt, dass die Inzidenz der Alzheimerschen Erkrankung mit dem Alter zunimmt, bei Frauen mehr als bei Männern, und es gibt Hinweise, dass dies mit dem Abfall der gonadalen Hormone verbunden ist.

Aufmerksam auf den Einfluss der Östrogene hinsichtlich der Entwicklung einer Alzheimerschen Erkrankung wurde man erstmals in amerikanischen Altersheimen, in denen Frauen routinemäßig über lange Zeit mit Östrogenen behandelt wurden. Dort stellte man fest, dass nahezu keine Alzheimersche Erkrankung vorkam [13]. Aufgrund dieser Beobachtungen wurden größere Studien begonnen, um den Östrogeneinfluss auf das Gehirn zu untersuchen [14]. Im Vorarlberg-Gebiet in Österreich wurde eine große bevölkerungsweite Studie begonnen, um den präventiven Effekt der Östrogene und ebenfalls therapeutische Einflüsse auf die Alzheimersche Erkrankung zu untersuchen.

Die Alzheimersche Erkrankung scheint einer genetischen Disposition zu unterliegen. Hier sind vor allem ApoE-Allele von entscheidender Wichtigkeit. Bei genetischer Disposition kommt es zur Bildung von $\beta 4$-Amyloidproteinen und intrazellulär zu der Bildung des Tau-Proteins. Beide Proteine interagieren miteinander und bilden so unlösliche fibrilläre Proteine, die neurotoxisch sind und zur Apoptose der Neurone führen. In neueren Untersuchungen konnte gezeigt werden, dass Östrogene den Metabolismus des β-Amyloid-Vorläuferproteins regulieren. Dies zeigt, dass Östrogene direkt an metabolischen Prozessen beteiligt sind, die die Alzheimersche Erkrankung zur Folge haben [15].

Mehrere neuere Studien haben zeigen können, dass eine Östrogensubstitution auch bei bestehender Alzheimerscher Erkrankung in der Lage ist, kognitive Fähigkeiten positiv zu beeinflussen und die Symptome der Demenz zu bremsen [16]. Noch wichtiger aber sind Daten, die zeigen, dass eine effektive Prävention mit Östrogenen durchgeführt werden kann.

Nach einer großen, sorgfältig geplanten Fall-Kontroll-Studie von Paganini-Hill und Henderson [13] kann das Risiko bei Langzeitöstrogensubstitution auf ein relatives Risiko von 0,69 gesenkt werden. Bei einer Inzidenz von 500 bis 1 Mio. Alzheimer-Kranken in der Bundesrepublik Deutschland und 40 000 Neuerkrankungen pro Jahr, die zu mehr als 50 % Frauen betreffen, wäre dies ein entscheidender sozialmedizinischer Faktor.

Eine jüngste Studie der Columbia-Universität New York untersuchte 1124 Frauen in einem Zeitraum von 5 Jahren. Hierbei erkrankten 16 % der nicht substituierten Frauen an Morbus Alzheimer, während in der mit konjugierten Östrogenen substituierten Gruppe nur in 9 Fällen (5,8 %) ein Morbus Alzheimer auftrat. Dies entspricht einer Risikoreduktion um 60 % (relatives Risiko von 0,4). Besonders deutlich zeigte sich der Effekt im hohen Alter: Bei 95-jährigen Frauen, die über mindestens 1 Jahr eine Östrogensubstitution erhalten hatten, fand sich nur in 15 % ein Morbus Alzheimer, in der Kontrollgruppe hingegen in 70 %.

Neuroendokrinologische Untersuchungen haben Mechanismen aufgezeigt, die erklären, wie Östrogene in Gehirngebieten, die mit Gedächtnisleistung und Empfindung verbunden sind, die Neurotransmitterkonzentrationen erhöhen und die Synaptogenese stimulieren [17]. Es sind Ansätze gemacht worden, die darauf basierende Hypothese auch bei jungen Frauen zu untersuchen. Unterschiede der kognitiven Funktion in verschiedenen Phasen des menstruellen Zyklus wurden in manchen Studien gefunden, allerdings nur in geringer Ausprägung. Andere Untersuchungen konnten dies nicht bestätigen. Prospektive Studien bei Frauen nach chirurgisch induzierter Postmenopause konnten zeigen, dass Östrogene einen Einfluss auf bestimmte Gedächtnisleistungen haben. In diesen Studien konnten altersabhängige Einflüsse oder Beeinträchtigungen in der postoperativen Phase nicht ganz ausgeschlossen werden [8].

Das Vorliegen eines reversiblen Östrogenmangelzustandes unter einer GnRH-Analogon-Behandlung war Anlass für eine Untersuchung der Gedächtnisfunktion bei Frauen unter einer solchen Behandlung ohne und mit nachfolgender Östrogensubstitution.

Dabei zeigte sich deutlich in mehreren eingesetzten Untersuchungsmethoden, wie Satzerinnerungstest und assoziatives Lernen, dass die verbale Gedächtnisleistung unter GnRH-Analoga absank. Dieses Defizit konnte aber durch eine Östrogensubstitution wieder aufgehoben werden, ein Effekt, der in der Plazebogruppe nicht auftrat [18]. Dies ist ein weiterer Hinweis auf die zerebrale Wirkung von Östrogenen, die gerade in der Postmenopause wichtig sein dürfte.

Damit könnten Gedächtnisfunktionsstörungen, die mit dem normalen Altern einhergehen, oder bei altersabhängigen degenerativen Erkrankungen, wie der Alzheimer'schen Krankheit, positiv beeinflusst werden.

Progesteron und Gehirnfunktion

Die Bedeutung von Steroiden für die Gehirnfunktion wurde insbesondere in den letzten Jahren deutlich. Hatte man früher ihren Einfluss auf die Entwicklung des Gehirns schon erfasst und untersucht, so konzentrieren sich die Studien der letzten Jahre insbesondere auf die Steroidwirkung im Erwachsenengehirn. Hierbei sind es nicht nur Östrogene, die als Neuromodulatoren eine Rolle spielen, sondern insbesondere auch Progesteron und seine Metaboliten. Dies sind nicht nur Effekte gonadaler Steroide, sondern auch lokal entstandener sog. Neurosteroide, die für sich keine eigene Klasse darstellen, sondern so bezeichnet werden, da sie innerhalb des Nervensystems insbesondere in Gliazellen aus Cholesterin synthetisiert werden [19].

Progesteron, das von Gliazellen produziert wird, spielt biologisch eine entscheidende Rolle bei der Nervenregeneration. Die biologische Rolle der Neurosteroide belegt, dass sie für bestimmte Nervenfunktionen essenziell sind und dass die lokale Synthese das Gehirn vor dem Abfall dieser Steroide im peripheren Blut, wie z. B. während des Zyklus oder im Alter, schützen kann [20]. Die Wirkung der Neurosteroide besteht also zum einen in ihrem Einfluss auf die Neurotransmission, dadurch, dass sie auf Neurotransmitter-Rezeptoren wirken, und zum anderen darin, dass sie wichtige Funktionen der Glia aktivieren, wie z. B. die Myelinisierung.

Die gonadalen Steroide modulieren Synthese, Freisetzung und Metabolismus vieler Neuropeptide und Neurotransmitter sowie die Expression ihrer Rezeptoren. Im Einzelnen sind es unter den Neurotransmittern Noradrenalin, Dopamin, Gamma-Aminobuttersäure (GABA), Acetylcholin, Serotonin und Melatonin. Die Neuropeptide, die unmittelbar durch Steroide beeinflusst werden, sind z. B. die Opioidpeptide, das Gonadotropin-Releasing-Hormon, das Corticotropin-Releasing-Hormon, Neuropeptid Y und Galanin.

Diese Einflüsse finden über den klassischen genomischen Mechanismus statt, bei dem über die Aktivierung intrazellulärer Rezeptoren die Gentranskription und die Proteinsynthese spezifisch beeinflusst werden. Ein anderer Wirkungsmechanismus, der zu sehr schnellen Effekten führt, beeinflusst die elektrische Erregbarkeit und die Synapsenfunktion [17].

Zu den klinischen Daten zur Gestagenwirkung im Gehirn kann man ganz allgemein sagen, dass Östrogene mit einer Anhebung von Stimmung und Wohlbefinden verbunden sind, während Progesteron sich hier negativ auswirken soll. Dies soll besonders ausgeprägt sein nach dem lutealen Progesterongipfel in den letzten 5 Tagen vor Eintritt der Regelblutung, so dass das sog. prämenstruelle Syndrom auch mit dieser zerebralen Progesteronwirkung in Zusammenhang gebracht wurde.

Bekannt ist auch der sedierende Effekt von Progesteron. Unter den synthetischen Gestagenen findet sich bei den 19-Nortestosteron-Derivaten ein geringerer zentraler Einfluss, insbesondere scheinen hier die 13-Ethyl-Gonane weniger wirksam zu sein. So löste auch die orale Gabe mikronisierten Progesterons möglicherweise durch seine hauptsächliche Metabolisierung zu $3\alpha,5\alpha$-Tetrahydroprogesteron (Allopregnanolon) sedierende und anxiolytische Effekte aus, eine Wirkung, die bei vaginaler Verabfolgung von Progesteron nicht eintrat. Die vaginale Gabe von Progesteron ist auch nicht mit einer erhöhten Konzentration des Metaboliten Allopregnanolon verbunden. Bei zyklischer Substitution wurden in einigen klinischen Studien bei Gabe eines Progesteronderivats Stimmungsveränderungen gefunden bis hin zu einer dysphorischen Stimmung in der zweiten Hälfte, in der die Gestagene verabfolgt wurden. Diese Gestageneffekte werden wahrscheinlich durch Einfluss der Metabolite auf die Stimmung vermittelt, durch eine Stimulation der Monoaminoxidase und eine hemmende Wirkung auf die GABA und dadurch eine Verminderung der Erregbarkeit des Gehirns. Der stimulierende Effekt der Östrogene auf die β-Endorphin-Konzentrationen wird durch Gestagene nicht negativ beeinträchtigt.

Progesteron wirkt insbesondere über seine im Ring A reduzierten Metaboliten, die an die GABA$_A$-Rezeptoren binden. Dadurch bewirken sie eine allosterische Konformationsänderung des Rezeptors, die Bindung von GABA wird verstärkt und der Chloridionen-Einstrom erhöht. Das Membranpotenzial wird dadurch leicht erhöht und stabilisiert; das Neuron wird weniger erregbar. Auf diese Weise wirkt Progesteron über seine Metaboliten (Pregnanolone) stabilisierend auf die Membran, indem es die Wirkung des inhibitorischen Neurotransmitters GABA im ZNS verstärkt. Diese verstärkende Wirkung be-

zieht sich nicht nur auf die Interaktion der Rezeptoren mit GABA, sondern auch auf sedierende und antikonvulsive Medikamente. In klinischen Studien konnte nachgewiesen werden, dass durch eine additive Progesterongabe zu antikonvulsiver Medikation bei Epilepsie die Anfallshäufigkeit signifikant gesenkt werden kann.

Progesteron kann eo ipso über den klassischen Mechanismus der genomischen Rezeptorbindung wirken und neuronale Signalketten beeinflussen, außerdem kann es die Wirkung exzitatorischer Aminosäuren im Sinne einer Minderung der Aktivität beeinflussen und verhält sich damit antagonistisch zur Östrogenwirkung. Dies ist zum einen eine stabilisierende Wirkung, zum anderen sind über diese Mechanismen auch subjektiv als störend empfundene Gestagenwirkungen wie Müdigkeit und Hemmung des Antriebs zu erklären [7].

Ein anderer Weg besteht in der Beeinflussung der Monoaminoxidase, die Serotonin abbaut. Während Östrogene die Aktivität der Monoaminoxidase in einem Ausmaß wie die als Medikamente verwendeten MAO-Inhibitoren hemmen, führen Progesteron und auch synthetische Gestagene zur Aktivitätssteigerung der Monoaminoxidase und die durch Östrogene induzierte Hemmung der MAO-Aktivität wird durch Gestagene aufgehoben.

Ein anderer Angriffspunkt der Progesteronwirkung auf zentralnervöse Vorgänge findet sich in der Beeinflussung der Opioid-Aktivität. Die Aktivität von β-Endorphin ist sowohl bei endogen hohem Progesteronspiegel in der Lutealphase als auch nach Gestagengabe erhöht. Dadurch wird die Ausschüttung von Dopamin und Noradrenalin gehemmt, und synaptische Neurotransmittersignale werden herabgesetzt. Dies findet ausgeprägt in hypothalamischen Kerngebieten statt, wodurch es zur Frequenzreduktion der endogenen GnRH-Pulse kommt. Ebenso können hierin Mechanismen der Beeinflussung von Stimmung und Antrieb durch Progesteron gesehen werden. Dieser Einfluss des Progesterons, der bis hin zu einer sedativen Wirkung führt, ist bei ca. 5 % der Frauen so schwer, dass eine im Rahmen einer Substitutionsbehandlung durchgeführte Gestagengabe beendet werden muss. Nortestosteronderivate haben diese sedative Wirkung nicht, können aber zu einer negativen Beeinflussung der Stimmung führen.

Die zentralnervöse Wirkung des Progesterons wie auch die der anderen Sexualsteroide können auf verschiedenen Ebenen und über unterschiedliche Mechanismen ablaufen. Neben dem klassischen Weg über die Bindung an Kernrezeptoren werden auch Bindungen an membranständige Rezeptoren gefunden und die davon abhängige weitere Signaltransduktion über Second-messenger- und Ionenkanäle [17]. Auf diese Weise wirken insbesondere die im Ring A reduzierten Metaboliten des Progesterons. Es sind eine Reihe peripher entstehender Metaboliten des Progesterons und andere so genannte Neurosteroide wie 3α,5α-Tetrahydrodeoxycorticosteron (THDOC), die über den GABA$_A$-Rezeptor nicht an der spezifischen GABA-Bindungsstelle, sondern an andere Untereinheiten binden und dadurch die Bindung der GABA verstärken und über den Chlorid-Ionen-Einstrom das Membranpotenzial erhöhen und stabilisieren. Diese Wirkung ist bei Pregnanolon, Progesteron und THDOC etwa 10-mal so stark wie die von Benzodiazepinen. Eine entsprechende sedierende Wirkung erfolgt durch die gestagenwirksamen 19-Nortestosteronderivate nicht.

Ein weiterer Mechanismus der Progesteronwirkung liegt in der Beeinflussung sowohl von Bildung, Freisetzung und Wiederaufnahme und Inaktivierung der Neurotransmitter als auch der Wirkung auf Neurotransmitterrezeptoren.

Hier haben Gestagene z. B. einen hemmenden Effekt auf die östrogenstimulierte serotoninerge Funktion. So können Gestagene auf verschiedenen Ebenen – Neurotransmitter, Beeinflussung der Monoaminoxidase und der Wirkung der GABA – Mechanismen beeinflussen, die mit depressiven Verstimmungen einhergehen.

Literatur

 1. Appelt, H., B. Strauß: Psychoendokrinologische Gynäkologie. Ergebnisse und Perspektiven. Ferdinand Enke Verlag, Stuttgart 1988
 2. Chalmers, B.E., B.M. Chalmers: Post partum depression: a revised perspective. J. Psychosom. Obstet. Gynecol. 1986; 5: 93
 3. Riecher-Rössler, A.: Psychische Störungen und Erkrankungen nach der Entbindung. Fortschr. Neurol. Psychiat. 1997; 65: 97–107
 4. Hauser, G.A.: Eine Selbstbeurteilungs-Skala für die klimakterische Frau (Menopause Rating Scale II). Jahresversammlung der Schweizerischen Menopausegesellschaft und der Schweizerischen Gesellschaft für Gynäkologie und Geburtshilfe, 17.–20.6.1998
 5. Dennerstein, L., P. Lehnert, H. Burger, E. Dudley: Mood and the menopausal transition. J. Nerv-Ment-Dis. 1999; 187: 685–691
 6. Saletu, B.: Does the menopause change the psy-

che? In: Menopause. Birkhäuser, M., H. Rozenbaum (eds.), Editions ESKA, Paris 1996, 79–93
 7. Graham, J.D., C.L. Clarke: Physiological action of progesterone in target tissues. Endocr. Rev. 1997; 18: 502–519
 8. Sherwin, B.: Estrogen and/or androgen replacement therapy and cognitive functioning in surgically menopausal women. Psychoneuroendocrinology 1988; 13: 345–357
 9. Toran-Allerand, C.D., R.C. Miranda, W.D. Bentham et al.: Estrogen receptors colocalize with low-affinity nerve growth factor receptors in cholinergic neurons of the basal forebrain. Proc. Natl. Acad. Sci. USA 1992; 89: 4668–4672
10. Naftolin, F., L.M. Garcia-Segura, C. Leranth, N.J. McLusky, J.R. Rawer: Estrogen effects on the synaptology and neural membranes of the rat hypothalamus arcuate nucleus. Biol. Reprod. 1990; 42: 21–28
11. Keefe, D., L.M. Garcia-Segua, F. Naftolin: New insights into estrogen action of the brain. Neurobiol. Aging 1994; 14: 495–497
12. Baulieu, E.E.: Neurosteroids: Of the nervous system, by the nervous system, for the nervous system. Rec. Progress Horm. Res. 1997; 52: 1–32
13. Paganini-Hill, A., V.W. Henderson: Estrogen defiency and risk of Alzheimer's disease in women. Am. J. Epidemiol. 1994 ; 140: 256–261
14. Hesch, R.D.: The Potential Influence of Estrogen on Brain Biology and the Development of Alzheimer's Disease. In: Menopause. Birkhäuser, M., H. Rozenbaum (eds.) Editions ESKA, Paris 1996; 69–72
15. Jaffe, A-B., C.D. Toran-Allerand, P. Greengard, S.E. Gandy: Estrogen regulates Metabolism of Alzheimer Amyloid beta precursor protein. J. Biol. Chem. 1994; 269: 13065–13068
16. Tang, M.X., D. Jacobs et al.: Effect of oestrogen during menopause on risk and age at onset of Alzheimer's disease. Lancet 1996; 348: 429–432
17. Moss, R.L., Q. Gu, M. Wong: Estrogen: Nontranscriptional Signaling Pathway. Rec. Progress Horm. Res. 1997; 52: 33–69
18. Sherwin, B., T. Tulandi: "Add-Back" Estrogen Reverses Cognitive Deficits induced by a Gonadotropin-Releasing Hormone Agonist in Women with Leiomyomata Uteri. J. Clin. Endocrinol. Metab. 1996; 81: 2545–2549
19. Baulieu, E.E., M. Schumacher: Progesterone as a neuroactive neurosteroid, with special reference to the effect of progesterone on myelination. In: Progesterone: A natural, life-supporting hormone. Hum. Reprod. 2000; 15 Suppl. 1: 1–13
20. Genazzani, A.R., M. Stomati, A. Morittu, F. Bernardi et al.: Progesterone, progestagens and the central nervous system. In: Progesterone: A natural, life-supporting hormone. Hum. Reprod. 2000; 15 Suppl. 1: 14–27

4 Hormonelle Aspekte bei affektiven Störungen, Angst- und Zwangserkrankungen

Anke Rohde

Zusammenfassung

■ Aus wissenschaftlicher Sicht zeigt sich ganz deutlich das erhebliche Wissensdefizit, das bezüglich der Wechselwirkungen psychischer und hormoneller Aspekte noch besteht. Insgesamt bestehen keine Zweifel mehr an Interaktionen zwischen gonadalen Hormonen und dem Serotoninsystem. Dennoch sind weitere systematische Untersuchungen solcher Zusammenhänge sowohl für affektive Störungen als auch für Angst- und Zwangserkrankungen dringend erforderlich, um sinnvolle klinische, wahrscheinlich auch geschlechtsspezifische Therapiekonzepte daraus abzuleiten. Für die klinische Praxis ergibt sich aus den bisherigen Erkenntnissen die Notwendigkeit, bei der Verordnung hormoneller Präparate und evtl. auftretender Nebenwirkungen auch an psychische Symptome bzw. Störungen zu denken und auch eine entsprechende Vorgeschichte und Familienanamnese zu erheben. Vor dem Einsatz von Antidepressiva zur Behandlung von neu aufgetretenen depressiven, Angst- oder Zwangssymptomen unter Hormongabe sollte ggf. ein Präparatewechsel oder auch ein Auslassversuch der Hormone gemacht werden. Insbesondere aus psychiatrischer Sicht sind Wechselwirkungen zwischen Hormonpräparaten und Psychopharmaka zu berücksichtigen und evtl. Einflüsse auf die kontrazeptive Wirkung. Neumanifestationen und auch Verschlechterungen von depressiven Störungen ebenso wie von Angst- und Zwangserkrankungen sind in der Schwangerschaft und post partum nicht selten. Nach der praktischen Erfahrung sind sie mit psychotherapeutischen (verhaltenstherapeutischen) Maßnahmen in der Regel gut zu beeinflussen, so dass eine Psychopharmakongabe in der Schwangerschaft aber nur selten, post partum etwas häufiger erforderlich ist. Allerdings muss immer eine Nutzen-Risiko-Abwägung den schädlichen Einfluss der Erkrankung gegen mögliche Auswirkungen einer Psychopharmakotherapie erfolgen; bei ausgeprägten Symptomen sollte auch nicht zulange mit dem Einsatz von Medikamenten gewartet werden. Fazit dieses Beitrags kann nur sein, dass in Zukunft dringend weiterer Forschungsbedarf besteht. Die verschiedentlich entstehenden interdisziplinären Kooperationen zwischen Gynäkologen, Endokrinologen und Psychiatern können zur Erweiterung unseres Wissens über den Zusammenhang zwischen affektiven Erkrankungen, Angst- und Zwangserkrankungen auf der einen Seite und hormonellen Einflüssen auf der anderen Seite sicher einen relevanten Beitrag leisten. ■

Affektive Störungen (unipolare und bipolare Störungen, Dysthymie)

Frauen erkranken anderthalb- bis dreimal häufiger (abhängig von der verwendeten Definition) an einer unipolaren Depression als Männer, während von der bipolaren Erkrankungsform (Auftreten von manischen und depressiven Krankheitsphasen im Verlauf) Männer und Frauen etwa gleich häufig betroffen sind [1]. Der Häufigkeitsunterschied beginnt bereits mit der Pubertät [2]. Dazu tragen wahrscheinlich Faktoren bei wie etwa postpartale Depressionen, depressive Verstimmungen im Klimakterium, aber auch die Tatsache, dass Frauen häufiger als Männer psychosozialen Situationen ausgesetzt sind, die im Vorfeld von Depressionen auftreten (z.B. Doppelbelastung durch Familie und Beruf, Lebensereignisse wie Fehlgeburt, Schwangerschaftsabbruch etc., Traumatisierung durch sexuelle Übergriffe). Auch von der eher chronisch verlaufenden Dysthymie (Mindestdauer 2 Jahre, früher als „neurotische Depression" bezeichnet) sind Frauen häufiger betroffen als Männer [1].

Depressionen im Allgemeinen und insbesondere depressive Episoden im Rahmen von unipolaren und bipolaren affektiven Störungen (frü-

Tab. **1**   Kriterien einer depressiven Episode (nach ICD-10, F32)

Kernsymptomatik:
- **Depressive Stimmung** in einem für die Betroffenen deutlich ungewöhnlichen Ausmaß, die meiste Zeit des Tages, fast jeden Tag, im Wesentlichen unbeeinflusst von den äußeren Umständen
- **Interessen- oder Freudeverlust** an Aktivitäten, die normalerweise angenehm waren
- **Verminderter Antrieb** oder gesteigerte Ermüdbarkeit

Andere häufige Symptome:
- Verlust des Selbstvertrauens oder des Selbstwertgefühls
- Unbegründete Selbstvorwürfe oder ausgeprägte, unangemessene Schuldgefühle
- Wiederkehrende Gedanken an den Tod oder an Suizid, suizidales Verhalten
- Klagen über oder Nachweis eines verminderten Denk- oder Konzentrationsvermögens, Unschlüssigkeit oder Unentschlossenheit
- Psychomotorische Agitiertheit oder Hemmung (subjektiv oder objektiv)
- Schlafstörungen jeder Art
- Appetitverlust oder gesteigerter Appetit mit entsprechender Gewichtsveränderung

Die gedrückte Stimmung ändert sich von Tag zu Tag wenig, reagiert meist nicht auf die jeweiligen Lebensumstände, kann aber charakteristische Tagesschwankungen aufweisen. In einigen Fällen stehen zeitweilig Angst, Gequältsein und motorische Unruhe mehr im Vordergrund als die Depression.

Dauer der Symptomatik: mindestens 2 Wochen.

Tab. **2**   Kriterien einer manischen Episode (nach ICD-10, F30)

Kernsymptomatik:
- **Gehobene, expansive oder gereizte Stimmung** (für den Betroffenen deutlich abnorm)

Andere häufige Symptome (mindestens 3 bei gehobener Stimmung, mindestens 4 bei gereizter Stimmung)
- Gesteigerte Aktivität oder motorische Ruhelosigkeit
- Gesteigerte Gesprächigkeit („Rededrang")
- Ideenflucht oder subjektives Gefühl von Gedankenrasen
- Verlust normaler sozialer Hemmungen, was zu einem den Umständen unangemessenen Verhalten führt
- Vermindertes Schlafbedürfnis
- Überhöhte Selbsteinschätzung oder Größenwahn
- Ablenkbarkeit oder andauernder Wechsel von Aktivitäten oder Plänen
- Tollkühnes oder rücksichtsloses Verhalten, dessen Risiken die Betroffenen nicht erkennen, z. B. Ausgeben von Lokalrunden, törichte Unternehmungen, rücksichtsloses Fahren
- Gesteigerte Libido oder sexuelle Taktlosigkeit

Durch die Symptomatik wird eine schwere Störung der alltäglichen Lebensführung verursacht.

Dauer der Symptomatik: mindestens 1 Woche.

her als „endogene" Depression bezeichnet) mit der Kernsymptomatik depressive Verstimmung, Interesseverlust und Antriebsminderung (Tab. **1**) sind häufig sehr ernste Erkrankungen mit einer Reihe von sozialen und beruflichen Auswirkungen. Die schlimmste Komplikation ist der Suizid: Etwa 10 bis 15 % aller depressiv Erkrankten sterben am Suizid.

Zu den bipolaren affektiven Störungen werden diejenigen Verlaufsformen gerechnet, bei denen manische bzw. hypomanische Krankheitsepisoden auftreten, in der Regel im Wechsel mit depressiven Krankheitsepisoden (früher als „manisch-depressive Erkrankung" bezeichnet). Lediglich 10 % der bipolaren Erkrankungen sind „monopolare Manien" ohne depressive Krankheitsepisoden im Verlauf [1]. Die Symptomatik einer manischen Episode ist in Tab. **2** dargestellt. Die psychiatrischen Klassifikationssysteme kennen darüber hinaus auch „hypomane" Episoden, deren Symptomatik weniger ausgeprägt ist als die der Manie. Falls nur solche hypomanen Episoden auftreten, wird von einer „Bipolar-II-Störung" gesprochen, bei voll ausgeprägten manischen Episoden lautet die Bezeichnung „Bipolar-I". Ebenso wie depressive Krankheitsepisoden können auch bei manischen Episoden stimmungskongruente produktiv-psychotische Symptome auftreten (wie etwa ein Größenwahn bei der Manie, ein Verarmungswahn bei der Depression), also Symptome, die aus dem depressiven bzw. manischen Affekt ableitbar sind.

Geschlechtsspezifische Forschungsaspekte bezogen sich bisher vor allem auf Unterschiede in der Häufigkeit, das Alter bei Erstmanifestation sowie den Verlauf und Langzeitausgang unipolarer und bipolarer Erkrankungen. Durch spezielle Manifestationszeitpunkte von Depressionen, wie etwa die postpartale Depression oder depressive Verstimmungen im Klimakterium, gibt es zum Thema Depressionen und Hormone deutlich mehr wissenschaftliche Studien, die sich mit geschlechtsspezifischen Aspekten beschäftigen, als für bipolare Erkrankungsformen bzw. manische Erkrankungen. Doch häufig werden depressive Verstimmungen in diesen Zusammenhängen als „Sonderformen" oder sogar als eigenständige Störungsbilder behandelt, so dass derartige Zusammenhänge für den Psychiater, der sich allgemein mit affektiven Störungen beschäftigt, nicht unbedingt im Blickfeld stehen. Und dies obwohl die vorhandene Forschung zeigt, dass beispielsweise postpartal auftretende psychische Störungen keine eigenständigen nosologischen Einheiten sind [3]. Erst langsam richtet sich die Aufmerksamkeit auch der biologischen Psychiatrie auf die geschlechtsspezifischen Aspekte, wie etwa biologische/biochemische Unterschiede, Unterschiede in der Verstoffwechselung von Medikamenten etc.

Unzweifelhaft ist zwischenzeitlich, dass es vielfältige Interaktionen zwischen Östrogensystem und Serotoninsystem gibt [4, 5]. Daraus ist leicht abzuleiten, dass physiologische und pathologische hormonelle Veränderungen bei Frauen besonders auf die Störungsbilder eine Auswirkung haben, bei deren Genese von einer Beteiligung des zerebralen Serotoninsystems auszugehen ist.

Zusammengefasst kann bezüglich der affektiven Störungen und hormoneller Einflüsse Folgendes gesagt werden:

– Sowohl bei depressiven als auch bei manischen Krankheitsepisoden können im Einzelfall **zyklusabhängige Schwankungen** in der Symptomatik beobachtet werden, z.B. im Sinne einer prämenstruellen Verschlechterung (wie etwa Zunahme der Depressivität und Auftreten von Reizbarkeit im Rahmen von depressiven Episoden, prämenstruelle Zunahme von Reizbarkeit und Aggressivität bei manischen Episoden). Im Einzelfall ist auch die Komorbidiät einer unipolaren oder bipolaren affektiven Erkrankung mit einem vorbestehenden schweren prämenstruellen Syndrom bzw. einer prämenstruellen dysphorischen Störung denkbar (s. Kap. 2). Besteht der Verdacht auf eine zyklusabhängige Symptomvariation, kann dies durch die Führung eines Zyklustagebuches bestätigt werden. Konsequenz könnte dann z.B. eine zyklusmodulierte Therapie sein (wie etwa Erhöhung der neuroleptischen Medikation bei einer Manie in der 2. Zyklushälfte, Erhöhung der Antidepressiva-Medikation bei einer depressiven Episode oder z.B. Zugabe eines SSRI in der Lutealphase). Als alternative Vorgehensweise kommt die Anwendung eines hormonellen Kontrazeptivums in Betracht, wodurch zyklusgebundene Schwankungen oftmals reduziert werden. Bei ausgeprägter perimenstrueller Verschlechterung kann auch die kontinuierliche Einnahme eines monophasischen Ovulationshemmers ohne hormonfreies Intervall sinnvoll sein. Gerade bei Frauen um die 40 sollte beim Auftreten depressiver Verstimmungen immer auch eine Kontrolle der hormonellen Situation erfolgen, da manches Mal auch in diesem Alter bereits menopausale Hormonwerte vorliegen bzw. ein Hormondefizit ausgeglichen werden muss.

– Depressive Symptome in der **Schwangerschaft** sind nicht ungewöhnlich, insbesondere in der Frühschwangerschaft (z.B. im Zusammenhang mit Ambivalenzen, Konflikten etc.) aber auch im Verlauf der Schwangerschaft. Die Kriterien für eine depressive Episode sind aber dabei sehr häufig nicht erfüllt. Die Erstmanifestation einer später rezidivierenden unipolaren oder bipolaren affektiven Erkrankung in der Schwangerschaft ist insgesamt selten, so dass von einigen Autoren auch von einem „protektiven" Effekt der Schwangerschaft ausgegangen wird. Inwieweit die ausgeprägten hormonellen Veränderungen in der Schwangerschaft die zerebralen Neurotransmittersysteme beeinflussen, ist bisher praktisch nicht untersucht.

– Nicht nur im Zusammenhang mit dem möglichen Einfluss teratogener Wirkungen, sondern auch einer Medikation unter dem Aspekt der zusätzlichen psychischen Belastung durch eine ungeplante bzw. ungewollte Schwangerschaft ist eine verlässliche **Kontrazeption** für Patientinnen mit affektiven Erkrankungen unerlässlich. Eine entsprechende Beratung sollte bereits zu Beginn der Behandlung erfolgen und ggf. später im Verlauf auch wieder wiederholt werden. Besonders bei bipolaren affektiven Erkrankungen ist zu berücksichtigen, dass als Teil der manischen Enthemmung auch eine sexuelle Enthemmung vorkommt, weshalb gerade für diese Gruppe von Frauen eine zuverlässige Kontrazeption (unter Umständen auch durch eine Depotinjektion eines Kontrazeptivums) in der akuten Krankheitsphase sinnvoll ist.

– **Depressive Verstimmungen** sind die häufigsten affektiven Erkrankungen **nach einer Entbindung** (Häufigkeit postpartaler depressiver Verstimmungen 10–15 %, s. auch Kap. 3). Die formalen Kriterien einer depressiven Episode sind in der Regel erfüllt (s. auch Tab. **1**). Thematisch steht die aktuelle Lebenssituation mit Versagensgefühlen als Mutter, Insuffizienzgefühlen etc. im Vordergrund. Besonders vulnerabel scheinen Frauen mit familiärer Belastung hinsichtlich psychischer Erkrankungen und auch Depressionen in der Vorgeschichte zu sein. Im Sinne der multifaktoriellen Verursachung spielen aber gerade bei den postpartalen Depressionen sowohl Persönlichkeitsaspekte (leistungsorientierte, perfektionistische Frauen mit hohen Selbstansprüchen sind besonders gefährdet) als auch psychosoziale bzw. situative Faktoren (z.B. Partnerschaft, Fehlen sozialer Unterstützung, mangelnde Entlastung bei der Versorgung des Kindes etc.) eine Rolle.

– Manische bzw. auch schizomanische Krankheitsepisoden machen den größten Teil der insgesamt seltenen **postpartalen Psychosen** (1 bis 2/1000 Entbindungen) aus. Besonders für die bipolaren postpartalen affektiven Störungen muss von einer prämorbid vorhandenen Vulnerabilität für das Auftreten affektiver Störungen ausgegangen werden. Für einen alleinigen Einfluss der postpartalen Hormonumstellung gibt es keine Belege, auch wenn diese sehr ausgeprägt ist. Sie wirken vielmehr neben den allgemeinen psychischen und körperlichen Belastungen einer Geburt (im Sinne eines „Life Event") als zusätzlicher Faktor bei einer multifaktoriellen Genese. Der weitere Krankheitsverlauf entspricht in diesen Fällen typischerweise dem einer bipolaren Erkrankung, wie sie auch unabhängig von einer Entbindung auftritt; ein phasischer Verlauf ist im Weiteren zu erwarten. Langzeituntersuchungen konnten zeigen, dass von einer nosologisch eigenständigen Störung „Wochenbettpsychose" nicht ausgegangen werden kann

[3]. Geprägt werden solche bipolaren affektiven bzw. auch schizoaffektiven postpartalen Psychosen häufig durch eine Thematik, die mit der Geburt zusammenhängt (z.B. Größenideen oder Verfolgungsideen mit Bezug auf das Kind).

– Obwohl epidemiologische Untersuchungen keinen Häufigkeitsanstieg der Erstmanifestation **affektiver Erkrankungen in der Perimenopause** zeigen konnten, ist doch für Frauen mit einer entsprechenden Prädisposition die Zeit der Wechseljahre als Zeitraum anzusehen, in der es zur Manifestation behandlungsbedürftiger depressiver Störungen kommen kann [5]. Ein Risiko für bipolare (manische) Störungen ist dagegen nur bei vorbestehender rezidivierender affektiver Erkrankung von Bedeutung; dann kann es allerdings zu einer Destabilisierung des psychischen Zustandes kommen [4]. Das Spektrum depressiver Verstimmungen kann von einzelnen bzw. leichten depressiven Symptomen bis hin zu schweren depressiven Krankheitsepisoden reichen (s. auch Kap. 3). Handelt es sich um leichte bzw. einzelne depressive Symptome im Rahmen einer allgemeinen klimakterischen Symptomatik liegt das Primat bei der Hormonsubstitution; bei therapieresistenten Symptomen ist an eine adjuvante Antidepressiva-Therapie zu denken [4]. Zeigt sich die volle Symptomatik einer mittelschweren bis schweren depressiven Krankheitsepisode, muss immer eine psychiatrische Therapie erfolgen – in der Regel mit Antidepressiva, evtl. in Kombination mit Psychotherapie. Östrogene bzw. eine Hormonsubstitution können in diesen Fällen adjuvant auch positiv auf die psychische Situation wirken [4]. Wichtig ist, dass in kontrollierten Untersuchungen eine alleinige Hormontherapie sich lediglich für leichte Formen der depressiven Verstimmung („minor depression") als sicher antidepressiv erwiesen hat [6].

– Dass depressive Verstimmungen durch die Gabe von **Kontrazeptiva** ausgelöst werden können, ist eine Auffassung, die noch aus den Anfängen der hormonalen Kontrazeption und von Einzelfallbeobachtungen stammt. Möglicherweise sind auch Frauen empfänglicher, die entsprechende Nebenwirkungen erwarten [7]. Kontrollierte Untersuchungen, die dieses „Vorurteil" belegen, existieren nicht. Besonders für die heute eingesetzten niedrig dosierten Hormonpräparate ist im Regelfall

Tab. **3**   Die wichtigsten Angststörungen (nach ICD-10) (*)

F40	**Phobische Störung** z.B. F40.0 Agoraphobie F40.1 Soziale Phobie F40.2 Spezifische Phobie	Störungsbilder, bei denen die **Angst durch einzelne bzw. eindeutig definierte Situationen hervorgerufen** wird. Die Situationen werden möglichst vermieden bzw. führen zu Fluchtverhalten. Die in der Situation entstehende Furcht geht mit verschiedenen vegetativen Symptomen einher, wie etwa Herzklopfen, Schweißausbrüche, Angst vor Kontrollverlust, Angst, wahnsinnig zu werden, zu sterben etc. Phobische Ängste treten häufig gemeinsam mit Depressionen auf.
F41.0	**Panikstörung**	Störung mit **wiederkehrenden Angstattacken, die nicht auf bestimmte Situationen oder Auslöser bezogen sind** (verbunden mit Todesangst, Angst vor Kontrollverlust o.ä.). Typische Begleitsymptome sind z.B. Herzrasen, Erstickungsgefühle, Schwindel, Entfremdungsgefühle, sekundär die Furcht zu sterben, die Kontrolle zu verlieren oder verrückt zu werden. Sekundäre depressive Symptome sind häufig.
F41.1	**Generalisierte Angststörung**	Wesentliches Symptom ist eine **generalisierte und anhaltende Angst, ohne auf bestimmte Situationen oder Auslöser bezogen zu sein** (frei flottierend). Vegetative Begleitsymptome sind häufig (Nervosität, Zittern, Muskelspannung, Schwitzen, Herzklopfen, Schwindel etc.). Nicht selten besteht die Furcht, der Betroffene selbst oder ein Angehöriger könnte einen Unfall haben oder schwer erkranken.

nicht davon auszugehen, dass als Nebenwirkung depressive Symptome auftreten. Allerdings kann bei vulnerablen Frauen (mit einer entsprechenden Veranlagung oder auch Vorgeschichte) im Einzelfall ein Einfluss auf die affektive Befindlichkeit nicht ausgeschlossen werden.

Angststörungen

Verschiedenartige Angstsymptome können sowohl im Rahmen einer depressiven Krankheitsepisode auftreten als auch Kernsymptomatik eines eigenständigen Störungsbildes sein. In Tab. **3** sind die wichtigsten Kategorien von Angsterkrankungen nach ICD-10 aufgeführt. Während für die Verursachung bei phobischen Störungen am ehesten psychogene Faktoren von Bedeutung sind, wird bei Panikerkrankungen (früher als „Herzangstneurose" bezeichnet) im Sinne der multifaktoriellen Genese mittlerweile auch eine Mitbeteiligung zerebraler Neurotransmittersysteme postuliert, und zwar insbesondere des Serotoninsystems.

Aus epidemiologischen Untersuchungen ist bekannt, dass – ebenso wie bei den Depressionen – Frauen häufiger als Männer von Angsterkrankungen betroffen sind und dass darüber hinaus Symptomatik, Verlauf und Langzeitprognose bei diesen Störungen doch erhebliche Geschlechts-

unterschiede aufweisen. Für Panikstörungen liegt das Geschlechtsverhältnis weiblich : männlich für die Lebenszeitprävalenz bei etwa 2 : 1, für die soziale Angststörung (soziale Phobie) bei etwa 1,5 : 1, für die generalisierte Angststörung bei 2 : 1 [8]. Für diese Unterschiede in der Häufigkeit und dem Verlauf der Störungsbilder sind wahrscheinlich ebenso wie bei den affektiven Störungen eine Vielzahl von Faktoren verantwortlich, unter anderem genetische Faktoren, die psychosoziale Situation, Unterschiede zwischen Frauen und Männern im Inanspruchnahmeverhalten hinsichtlich der Therapie sowie unterschiedliche Herangehensweisen und therapeutische Strategien der behandelnden Ärzte. Es zeigt sich jedoch immer deutlicher, dass auch hormonelle Faktoren für solche Unterschiede relevant sind, und zwar ebenfalls in vielfältiger Hinsicht: Schwankungen der Symptomatik im Verlauf des Menstruationszyklus, Einfluss von Schwangerschaft und Entbindung, Menopause, Einsatz von synthetischen Hormonen (wie etwa Kontrazeptiva, postmenopausale Hormonsubstitution) können von Bedeutung sein. Allerdings gibt es für keinen dieser Aspekte umfassende Untersuchungen unter kontrollierten Bedingungen, was auch durch methodische Schwierigkeiten bedingt ist (z.B. Notwendigkeit der Homogenisierung der Zyklusvariablen). Bereits aus der bisherigen Forschung wurde deutlich, dass es sich nicht um monokausale Zusammenhänge handelt, sondern dass gonadale Hormone mit den verschiedenen anderen oben genannten Faktoren interagieren und sowohl direkte als auch indirekte Wirkungen auf das Neurotransmittersystem des Gehirns haben. Derzeit kann davon ausgegangen werden, dass bei Panikstörungen in ähnlicher Weise wie bei den Depressionen das Serotoninsystem involviert ist, und es gibt ebenfalls vielfältige Hinweise darauf, dass insbesondere Östrogene auf dieses System einen modulierenden Einfluss haben.

Systematische Untersuchungen zum Zusammenhang zwischen hormonellen Umbruchphasen und Auftreten und Verlauf von Angsterkrankungen gibt es kaum, wenn ja, nur mit kleinen Fallzahlen; überwiegend handelt es sich bei entsprechenden Arbeiten um Darstellung von Einzelfällen. Deutlich wird aber bei Durchsicht der Literatur das, was sich auch in der klinischen Tätigkeit so darstellt:

- Einige betroffene Frauen nehmen **zyklusgebundene Verschlechterungen** ihrer Angstsymptomatik wahr, und zwar besonders prämenstruell (Lutealphase). Der Versuch der prospektiven Beurteilung, z. B. bei Panikstörungen, konnte entsprechende subjektive Wahrnehmungen jedoch nicht durchgehend bestätigen [9, 10, 11].
- Vom Neuauftreten bzw. einer Verschlechterung der Angstsymptomatik unter der Einnahme von **Kontrazeptiva** wird in Einzelfällen berichtet [12, 13].

- Während einer **Schwangerschaft** kann es sowohl zur Erstmanifestation als auch zur Veränderung der Symptomatik kommen (sowohl als Verbesserung, vorübergehende Remission, Verschlechterung [14, 15].
- Auch nach einer **Entbindung** ist das Neuauftreten oder die Verschlechterung einer bestehenden Angsterkrankung möglich [14]. Insgesamt ist im Vergleich mit der Schwangerschaft vermehrt mit dem Auftreten von Psychopathologie zu rechnen (s. auch Kap. 2). Panikattacken sind nicht selten auch ein Symptom einer postpartalen Depression [16, 3].
- Im Rahmen eines **perimenopausalen affektiven Syndroms** kommen auch Ängstlichkeit und Anspannung häufig vor. Durch Hormonsubstitution zeigt sich diesbezüglich eine gute Beeinflussbarkeit [17].
- In Einzelfällen wurde auch über das Auftreten von Panikattacken unter **Hormonsubstitution** [18] oder auch Therapie mit GnRH-Agonisten wegen Endometriose [19] berichtet.
- Bei **prä- und perimenopausalen Frauen** ist besonders bei nächtlichen Schweißausbrüchen und Angstattacken an die Differenzialdiagnose „Panikstörung" zu denken [19]. Die in Tab. **4** dargestellte Symptomatik, die bei Panikattacken auftreten kann, zeigt sehr deutlich, dass viele dieser Symptome auch mit klimakterischen Beschwerden „verwechselt" werden können.

Tab. **4** Typische Symptome einer Panikattacke

Vegetative Symptome:	– Palpitationen, Herzklopfen oder erhöhte Herzfrequenz – Schweißausbrüche – fein- oder grobschlägiger Tremor – Mundtrockenheit
Symptome, die Thorax und Abdomen betreffen	– Atembeschwerden – Beklemmungsgefühl – Thoraxschmerzen und -missempfindungen – Nausea oder abdominelles Missempfinden (z. B. Unruhe im Magen)
Psychische Symptome	– Schwindel, Unsicherheit, Schwäche, Benommenheit – Unwirklichkeits-/Entfremdungsgefühl (Derealisation, Depersonalisation) – Angst vor Kontrollverlust, Angst verrückt zu werden – Angst zu sterben

Tab. **5** Symptomatik von Zwangsstörungen

Zwangsgedanken und -impulse	Wiederkehrende als unsinnig empfundene Gedanken mit unangenehmen (z. B. fremdaggressivem oder obszönem) Inhalt
Zwangshandlungen	Zum Abbau von Angstgefühlen müssen bestimmte Handlungen immer wiederholt werden (z. B. Kontrollzwang, Waschzwang)

Zwangserkrankungen

Bei Zwangserkrankungen (Tab. **5**) ist das Überwiegen des weiblichen Geschlechtes nicht so deutlich wie bei Depressionen und Angsterkrankungen, aber auch hierbei liegt das Geschlechtsverhältnis weiblich : männlich bei etwa 1,5 : 1 [8]. Auch Zwangsstörungen (früher „Zwangsneurose") gelten heute als multifaktoriell verursachtes Störungsbild mit Beteiligung des zerebralen Serotonin-Systems. Noch weniger als für Angsterkrankungen gibt es systematische Untersuchungen über den Zusammenhang zwischen dem Beginn und Verlauf von Zwangserkrankungen und hormonellen Umbruchphasen. Allerdings erleben etliche betroffene Frauen Veränderungen der Zwangssymptomatik im Laufe des Menstruationszyklus, in der Schwangerschaft und postpartal [20]. Exploriert man betroffene Frauen speziell in diese Richtung, erfährt man sehr häufig etwas über entsprechende Zusammenhänge. In manchen Fällen beginnt eine Zwangserkrankung auch während einer Schwangerschaft oder nach einer Entbindung. In seltenen Fällen kann eine Zwangssymptomatik bei vorbestehender oder auch neu begonnener Zwangsstörung in der Schwangerschaft so ausgeprägt sein und einen so hohen Leidensdruck erzeugen, dass eine Frau selbst bei einer erwünschten Schwangerschaft keine andere Möglichkeit mehr sieht, als die Schwangerschaft zu beenden [3]. In solchen Fällen kann die sofort eingeleitete Psychopharmakotherapie eine wichtige Bedeutung für die Erhaltung der Schwangerschaft haben.

Auch nach der Geburt eines Kindes kann es zur Erstmanifestation oder Verschlechterung einer Zwangsstörung kommen. Am häufigsten ist allerdings das Auftreten von Zwangsgedanken (mit dem Inhalt, dem Kind etwas anzutun) im Rahmen einer postpartalen Depression [3] (s. Kap. 3).

Konsequenzen für die Praxis

Einfluss des Menstruationszyklus auf affektive Störungen, Angst- und Zwangserkrankungen

Da das typische Erstmanifestationsalter für unipolare affektive Erkrankungen zwischen 35 und 45 Jahren und das für bipolare Erkrankungen zwischen 25 und 35 Jahren liegt und auch Angst- und Zwangserkrankungen sehr häufig in dieser Altersgruppe beginnen, sind vielfach Frauen im reproduktionsfähigen Alter betroffen. Obwohl bei der Genese von affektiven Störungen insgesamt von einem multifaktoriellen Geschehen auszugehen ist (genetische, biologische, psychosoziale Einflüsse), ist das Auftreten affektiver Symptome (insbesondere depressiver Symptome) bei Frauen in vielfältiger Weise an reproduktive Vorgänge gekoppelt. Dazu gehören psychische Störungen, die in bestimmten Zyklusphasen bzw. hormonalen Situationen auftreten, wie z.B. das prämenstruelle Syndrom, depressive oder auch manische Syndrome während der Schwangerschaft und nach der Entbindung sowie depressive Verstimmungen in der Postmenopause (s. Kap. 2 und 3). Aber auch bei den „unabhängig" von solchen Lebenssituationen auftretenden affektiven Störungen (z.B. rezidivierende unipolare oder bipolare affektive Störungen) kann man zyklusgebundene Veränderungen des psychopathologischen Zustandes beobachten, wie z.B. die Verstärkung einer Depression oder auch eines manischen Zustands bzw. die Zunahme der Reizbarkeit in der Lutealphase (d.h. prämenstruell), was sich manchmal auch mit einem komorbid vorhandenen prämenstruellen Syndrom mischt. Eine solche **zyklusabhängige Modulation der Psychopathologie** sollte überprüft werden, wenn es unter der Therapie oder auch Prophylaxe immer wieder zu „unerklärlichen" Verschlechterungen im Befinden kommt und eine „Rapid cycling"-Störung auszuschließen ist. In einem solchen Fall könnte eine zyklusmodulierte Medikation, beispielsweise eine Erhöhung der Dosis des Psychopharmakons in der zweiten Zyklushälfte, ratsam sein. Als alternative Vorgehensweise kommt die Anwendung eines hormonalen Kontrazeptivums in Betracht, wodurch zyklusgebundene Schwankungen oftmals reduziert werden. Bei ausgeprägten perimenstruellen Verschlechterungen kann auch die kontinuierliche Einnahme eines monophasischen Ovulationshemmers ohne hormonfreies Intervall sinnvoll sein. Ergeben sich Hinweise darauf, dass die Verschlechterung der Stimmung in der Gestagenphase einer hormonellen Substitution auftritt, kann dafür auch eine Reduktion der Gestagendosis oder eine Erhöhung des Östrogenanteils hilfreich sein [21].

Kontrazeption bei affektiver Störung, Angst- oder Zwangserkrankung

Ein weiterer wichtiger Aspekt bei allen psychischen Störungen ist die Notwendigkeit einer zuverlässigen Kontrazeption unter einer Therapie mit Antidepressiva bzw. anderen Psychopharmaka. Einerseits kann gerade für eine Patientin mit einer vorbestehenden psychischen Störung eine ungeplante oder sogar ungewollte Schwangerschaft und evtl. die Entscheidung zum Schwangerschaftsabbruch eine erhebliche zusätzliche Belastung bedeuten. Andererseits muss die Möglichkeit teratogener Wirkung berücksichtigt werden, die sehr unterschiedlich sein kann. Gerade für neue Präparate liegen oft kaum Informationen über eventuelle fruchtschädigende Einflüsse vor. Besonders bei Gabe eines „mood stabilizers" (Lithium, Carbamazepin, Valproinsäure etc.) sollte wegen des teratogenen Risikos eine sichere Kontrazeption gewährleistet sein. Dabei ist zu berücksichtigen, dass unter der Gabe bestimmter Medikamente (z. B. Carbamazepin) eine Enzyminduktion auftreten kann, wodurch die Wirksamkeit von hormonalen Kontrazeptiva verringert werden kann (s. Kap. 6). Dieses Risiko lässt sich durch die ununterbrochene Einnahme eines monophasischen Ovulationshemmers (ohne einnahmefreies Intervall) weitgehend vermeiden. Wird die „Pille" abgelehnt oder ist sie kontraindiziert, so sind zuverlässige alternative Methoden der Empfängnisverhütung zu empfehlen (z. B. levonorgestrelhaltiges Intrauterinpessar). Wird die Patientin unter der Medikation schwanger, so ist dies nicht „automatisch" eine Indikation zum Schwangerschaftsabbruch, da medikationsbedingte Fehlbildungen beim Kind insgesamt selten sind. Mit einer humangenetischen Beratung sowie einer kompetenten Pränataldiagnostik können das individuelle Risiko der betroffenen Patientin eingeschätzt und eventuelle Schädigungen des Fetus (z. B. kardiale Störungen, Neuralrohrdefekte etc.) festgestellt werden.

Kinderwunsch bei Patientinnen mit bekannter affektiver Störung, Angst- oder Zwangserkrankung

Besteht bei einer Patientin, die an einer affektiven Störung bzw. an einer Angst- oder Zwangserkrankung leidet, Kinderwunsch und möchte die Patientin in absehbarer Zeit schwanger werden, dann ist einerseits eine Beratung hinsichtlich des Rezidivrisikos in der Schwangerschaft und postpartal erforderlich; andererseits muss eine Entscheidung darüber getroffen werden, ob eine antidepressive oder neuroleptische Medikation oder auch die Prophylaxe abgesetzt werden kann. Eine solche Beratung muss immer unter Berücksichtigung der individuellen Vorgeschichte erfolgen und sollte möglichst den Vater des Kindes einbeziehen. Ist das Risiko eines Rezidivs nach Absetzen der Medikation nicht vertretbar, so sollte zumindest die Umstellung der Medikation auf ein eher „ungefährliches" Präparat oder auf eine Monotherapie erfolgen. Die letzte Entscheidung sollte nach ausführlicher (und gut dokumentierter) Aufklärung über alle individuellen Risiken stets den künftigen Eltern überlassen bleiben.

Literatur

1. Marneros, A.: Handbuch der unipolaren und bipolaren Erkrankungen. Thieme, Stuttgart 1999
2. Kessler, R.C., K.A. McGonagle, M. Swartz, D.G. Blazer, C.B. Nelson: Sex and depression in the National Comorbidity Survey. I: Lifetime prevalence, chronicity and recurrence. J. Aff. Dis. 1993; 29: 85–96
3. Rohde, A., A. Marneros: Schizoaffective disorders with and without onset on the puerperium. Eur. Arch. Psychiat. Clin. Neurosci. 1992; 242: 27–33
4. Joffe, H., L. Cohen: Estrogen, Serotonin, and mood disturbance: where is the therapeutic bridge? Biol. Psychiatry 1998; 44: 798–811
5. Rubinow, D.R., P.J. Schmidt, C.A. Roca: Estrogen-serotonin interactions: implications for affective regulation. Biol. Psychiat. 1998; 44: 839–850
6. Zweifel, J.E., W.H. O'Brien: A meta-analysis of the effect of hormone replacement therapy upon depressed mood. Psychoneuroendocrinology 1997; 22: 189–202
7. Weissman, M.M., A.E Slaby: Oral Contraceptives and Psychiatric Disturbance: Evidence from Research. Brit. J. Psychiat. 1973; 123: 513–518
8. Pigott, T.: Gender differences in the epidemiology and treatment of anxiety disorders. J. Clin. Psychiatry 1999; 60: 4–15
9. Cameron, O., D. Kuttesch, K. McPhee, G. Curtis: Menstrual fluctuation in the symptoms of panic anxiety. J. Affective Disorders 1988; 15: 169–174
10. Cook, B., R.J. Noyes, M. Garvey, V. Beach, J. Sobotka, D. Chaudhry: Anxiety and the menstrual cycle in panic disorder. J. Affective Disord. 1990; 19: 221–226
11. Stein, A., P. Cooper, E. Campbell, A. Day, P. Altham: Social adversity and perinatal complications: their relation to postnatal depression. B. Med. J. 1989; 298: 1073–1074

12. Deci, P., R. Lydiard, A. Santos, G. Arana: Oral contraceptives and panic disorder. J. Clin. Psychiatry 1992; 53: 163–165

13. Ushiroyama, T., Y. Okamoto, K. Toyoda, O. Sugimoto: A case of panic disorder induced by oral contraceptive. Acta. Obstet. Gynecol. Scand. 1992; 71: 78–80

14. Shear, M., O. Mammen: Anxiety disorders in pregnant and postpartum women. Psychopharmacol. Bull. 1995; 31: 693–703

15. Villeponteaux, V.A., R.B. Lydiard, M.T. Laraia, G.W. Stuart, J.C. Ballenger: The effects of pregnancy on pre-existing panic disorder. J. Clin. Psychiat. 1992; 53: 201–203

16. Metz, A., D.A. Sicherl, D.C. Goff: Postpartum panic disorder. J. Clin. Psychiat. 1988; 49: 287–289

17. Ross, L., E. Alder, E. Cawood, A. Gebbie: Psychological effects of hormone replacement therapy: a comparison of tibolone and a sequential estrogen therapy. J. Psychosom. Obstet. Gynecol. 1999; 20: 88–96

18. Dembert, M., M. Dinneen, M. Opsahl: Estrogen-induced panic disorder. Am. J. Psychiatry 1994; 151: 1246

19. Van der Feltz-Cornelis, C.: Hot flashes resistant to hormone replacement in menopausal women: panic disorder? Ned-Tijdschr-Geneeskd. 1999; 143: 281–284

20. Williams, K.E., L.M. Koran: Obsessive-compulsive disorder in pregnancy, the puerperium, and the premenstruum. J. Clin. Psychiatry 1997; 58: 330–334

21. Sherwin, B.B.: The impact of different doses of estrogen and progestin on mood and sexual behavior in postmenopausal women. J. Clin. Endocrinol. Metab. 1991; 72: 336–343

22. Rohde, A.: Psychiatrische Erkrankungen in der Schwangerschaft und im Wochenbett. Gynäkologe 2001; 34: 315–323

23. Warnock, J., J. Clark, M.D. Bundren: Anxiety and mood disorders associated with gonadotropin-releasing hormone agonist therapy. Psychopharmacol. Bull. 1997; 33: 311–316

5 Östrogene und schizophrene Psychosen

Anita Riecher-Rössler

Zusammenfassung

■ Die klinische, epidemiologische und Grund-lagenforschung der letzten Jahre und Jahrzehnte weist mehr und mehr auf eine Bedeutung der Östrogene und der gonadalen Achse bei schizo-phrenen Psychosen hin. So werden bei vielen schizophreniekranken Frauen eine gonadale Dys-funktion und ein Östrogenmangelsyndrom be-obachtet. Gleichzeitig mehren sich Hinweise auf eine protektive, therapeutische Wirkung der Östrogene bei dieser häufig chronisch rezidivie-rend verlaufenden Erkrankung. Daraus ergeben sich verschiedene Implikationen für die klinische Praxis. So sollte die wiederholte Evaluation der hormonellen Situation bei schizophreniekranken Frauen zum Standard jeder Diagnostik und The-rapie gehören. Bei nachgewiesenem Östrogende-fizit junger prämenopausaler Frauen sollte auf ein Neuroleptikum ohne die unerwünschte Wir-kung einer Hyperprolaktinämie mit sekundärer Suppression der gonadalen Achse umgestellt oder aber das Östrogen substituiert werden. Eine „iatrogene Frühmenopause" mit all ihren poten-ziellen Folgen ist zu vermeiden. Mit Umstellung auf ein solches Neuroleptikum kann nach oft lan-gen Jahren der medikamentenbedingten Infertili-tät die Fertilität wiedergewonnen werden, was eine erneute Kontrazeptionsberatung dringend notwendig macht. Dabei sind unter Umständen die Interaktionen zwischen Neuroleptika und oralen Kontrazeptiva zu beachten. Bei gehäuften perimenstruellen Rezidiven der Psychose kann – insbesondere bei gleichzeitig gewünschter Kon-trazeption – die kontinuierliche Einnahme eines monophasischen Ovulationshemmers ohne hor-monfreies Intervall erwogen werden. In anderen Fällen ist oft ein Intrauterinpessar zuverlässiger. In und nach dem Klimakterium könnte das Vor-liegen einer chronischen Psychose unter Umständen ein zusätzliches Argument für die Indikationsstellung zur Hormonersatztherapie sein, wenn die Vor- und Nachteile mit der Frau individuell abgewogen werden. Weitere For-schung auf diesem Gebiet ist dringend einzufor-dern. ■

Zusammenhang zwischen Östrogenen und Schizophrenie

Schon seit der Erstbeschreibung schizophrener Krankheitsbilder zu Beginn des letzten Jahrhun-derts wurden bei weiblichen Kranken immer wieder Störungen des Sexualhormonhaushalts beobachtet [1]. Vermutet wurde insbesondere ein sogenannter „Hypoöstrogenismus", weshalb auch schon früh Substitutionsversuche erfolg-ten. Zum anderen war immer wieder aufgefallen, dass schizophrene Psychosen durch Menstrua-tion, Schwangerschaft, Geburt, Wochenbett und Menopause beeinflusst werden, wobei Zustände mit vergleichsweise hohen physiologischen Östrogenspiegeln sich jeweils positiv auswirkten und vice versa.

Daraus lässt sich die Östrogenhypothese ab-leiten, die sich nach Riecher-Rössler und Häfner (1993) in zwei Teilhypothesen gliedern lässt [1]:

Die **Hypoöstrogenismus-Hypothese**: Die Schizophrenie geht – zumindest bei einem Teil der erkrankten Frauen – mit einem Östrogen-mangelsyndrom einher. Womöglich handelt es sich hier z. T. um eine chronische u. U. sogar vor-bestehende *primäre* gonadale Dysfunktion.

Die **Östrogenprotektionshypothese**: Junge Frauen scheinen durch ihre physiologische Estradiolproduktion einen relativen Schutz vor schizophrenen Erkrankungen zu haben. Sie scheinen überwiegend dann zu erkranken, wenn der Östrogenspiegel drastisch abfällt – sei es im Laufe des Menstruationszyklus vor und während der Menstruationsblutung, sei es im Laufe des Lebenszyklus prä- und perimenopausal oder sei es im Zusammenhang mit anderen Ursachen für einen drastischen Abfall des Östrogenspiegels wie etwa im Postpartalzeitraum.

In den letzten Jahren ist ein zunehmendes Interesse am Einfluss der Östrogene und der Bedeutung der gonadalen Achse bei schizophrenen Psychosen zu beobachten, nachdem zahlreiche Befunde aus der Grundlagen- und tierexperimentellen sowie aus der klinischen und epidemiologischen Forschung die Gültigkeit der Östrogenhypothese zu bestätigen scheinen und auf ihre hohe forschungstheoretische und klinische Relevanz hinweisen [2–4].

Östrogendefizit bei schizophreniekranken Frauen?

Schon Kraepelin (1909) und Kretschmer (1921) hatten berichtet, dass viele schizophreniekranke Frauen körperliche Zeichen und anatomische Auffälligkeiten zeigten, die auf eine „Unterfunktion der Keimdrüsen" mit „Hypoöstrogenismus" hindeuteten [5, 6]. In den 30er Jahren wurden die anfänglich nur klinischen Beobachtungen und anatomischen Befunde (kleine Ovarien, Involution des Uterus, atrophisches Endometrium) auch durch Laborbefunde bestätigt: Zahlreiche Studien zeigten erniedrigte Östrogenspiegel im Blut und Urin von schizophreniekranken Patientinnen. Auch im Vaginalabstrich dieser Patientinnen fanden sich Zeichen eines „Hypoöstrogenismus" [1]. In den 70er und 80er Jahren dann gab es einige Studien, die bei chronisch Schizophrenen erniedrigte Serumspiegel der Gonadotropine FSH (Follikelstimulierendes Hormon) und LH (Luteinisierendes Hormon) zeigten [7–10]. Auch berichten einige Autoren über unregelmäßige Zyklen bei schizophreniekranken Frauen [1].

In einer eigenen klinischen Studie untersuchten wir 32 fortlaufend aufgenommene schizophreniekranke Frauen (Diagnose nach ICD 295) im Alter von 18 bis 43 Jahren (Mittel 30,5 Jahre) mit akuter Symptomatik und *anamnestisch* regelmäßigen Zyklen. Bei fast allen Patientinnen fanden wir während des stationären Aufenthalts dann aber sehr unregelmäßige Zyklen und im Vergleich zu Normwerten gesunder Frauen deutlich erniedrigte Estradiol- und Progesteronspiegel mit nur geringen Schwankungen im Laufe des Zyklus. Während des stationären Aufenthalts hatten offensichtlich nur 14 Patientinnen einen ovulatorischen Zyklus [11–13]. Ähnliches wurde auch von anderen Autoren berichtet [14, 15].

Wirken Östrogene protektiv bei Schizophrenie?

Während es noch vergleichsweise wenige Studien zum Östrogendefizit bei schizophreniekranken Frauen gibt, liegen inzwischen einige Befunde vor, die für die Gültigkeit der „Östrogenprotektionshypothese" sprechen. Insbesondere gibt es inzwischen aus der *Grundlagenforschung* Hinweise auf den möglichen Wirkmechanismus der Östrogene: Sie scheinen zahlreiche Neurotransmittersysteme im Gehirn zu beeinflussen, u. a. das dopaminerge. Das heißt, die Östrogene könnten u. a. im Rahmen der Dopaminhypothese der Schizophrenie eine Rolle spielen. Nach dieser Hypothese besteht im Gehirn Schizophrener eine Erhöhung der dopaminergen Aktivität [16], und obwohl es inzwischen sehr viel komplexere Theorien zur Genese der Schizophrenie gibt, hat diese Hypothese nach wie vor einen wichtigen Stellenwert. Sie leitet sich vor allem aus der Tatsache ab, dass schizophrene Symptome – zumindest die produktiven Symptome – erfolgreich mit Substanzen behandelt und unterdrückt werden, die die dopaminerge Aktivität im Gehirn herabsetzen. Solche Substanzen sind die Neuroleptika, und solche Substanzen sind möglicherweise auch die Östrogene.

Zunächst hatte der Nachweis von Östrogenrezeptoren im limbischen System vermuten lassen, dass Östrogene nicht nur an der Modulation endokriner Funktionen beteiligt sind, sondern auch eine „Neuromodulator-Funktion" haben [17–19]. Neben anderen Neurotransmittersystemen scheinen sie vor allem das dopaminerge System zu beeinflussen. Insbesondere die Tatsache, dass Östrogene bei Labortieren ähnliche Effekte wie Neuroleptika haben, also zum Beispiel die neuroleptikainduzierte Katalepsie steigern und die durch Amphetamine und Apomorphin ausgelösten Störungen wie Stereotypien etc. vermindern können, wurde dahingehend interpretiert [20–22]. Auch wurde gezeigt, dass Östrogene die Sensitivität sowie die Zahl der Dopaminrezeptoren modulieren können [1, 23–28].

Heute wissen wir, dass Östrogene auch zahlreiche andere Effekte haben, die in der Pathogenese der Schizophrenie, aber auch vieler anderer psychischer Störungen relevant sein könnten. Sie verbessern die Gehirndurchblutung, stimulieren das Neuronenwachstum und die synaptische Vernetzung und wirken allgemein neuroprotektiv. Sie beeinflussen die Genexpression. Neben den klassischen genomischen Effekten gibt es auch nicht genomische, rasch eintretende Effekte [29]. Sie scheinen spezifische und signifikante Effekte nicht nur auf das dopaminerge, sondern auch das serotonerge, GABAerge, noradrenerge und cholinerge System zu haben [29–36], so dass sie sogar schon als „Psychoschutz der Natur" bezeichnet wurden [30].

Was schizophrene Psychosen betrifft, so gibt es aus *epidemiologischen* Studien inzwischen zahlreiche gut gesicherte Hinweise auf Geschlechtsunterschiede bei schizophrenen Erkrankungen, die zum Teil durch die Schutzwirkung der physiologischerweise hohen Estradiolproduktion junger, fertiler Frauen erklärt werden könnten – so das spätere Ersterkrankungsalter schizophreniekranker Frauen im Vergleich zu schizophreniekranken Männern und der zum Teil bessere Krankheitsverlauf bei jüngeren Frauen. So konnten wir in verschiedenen epidemiologischen Untersuchungen zeigen, dass die erste stationäre Aufnahme wegen einer schizophrenen Erkrankung bei Frauen im Durchschnitt etwa vier bis fünf Jahre später erfolgt als bei Männern [27, 37–40]. Darüber hinaus konnten wir demonstrieren, dass dieser Altersunterschied nicht nur bei der ersten stationären Aufnahme, sondern auch schon beim *tatsächlichen* Erkrankungsbeginn besteht. Insbesondere aber zeigte sich in verschiedenen von uns untersuchten Populationen, dass Frauen neben einem im Vergleich zu Männern verspäteten Erkrankungsgipfel in jungen Jahren – er lag bei Männern in der Altersgruppe 20 bis 24, bei Frauen deutlich flacher in der Altersgruppe 25 bis 29 – auch einen zweiten, kleineren Erkrankungsgipfel nach dem 45. Lebensjahr, also in der Zeit der Peri- und Postmenopause, aufweisen.

Nachdem wir aufgrund unserer Analysen verschiedene psychosoziale Erklärungshypothesen hatten verwerfen müssen, wies dieses Ergebnis erneut auf den möglichen Einfluss von Östrogenen hin: Sollte nämlich die Hypothese zutreffen, dass Östrogene die Vulnerabilitätsschwelle für Schizophrenie erhöhen, so hätten Frauen von der Pubertät bis zur Menopause durch ihren in dieser Zeit relativ hohen Östrogenspiegel einen gewissen Schutz vor dem Ausbruch der Erkrankung. Schizophrene Erkrankungen kämen in dieser Zeit weniger häufig oder wenn, dann nur mit Verzögerung zum Ausbruch. Dies würde den im Vergleich zu Männern verspäteten, flacheren ersten Erkrankungsgipfel bei Frauen erklären. Dann, ab einem Alter von Mitte 40, also schon einige Jahre vor der Menopause, beginnt die physiologische

Östrogenproduktion nachzulassen. Damit würde dieser Schutzfaktor also langsam wegfallen, und die Frauen würden ihr Erkrankungsrisiko „aufholen". Dadurch wäre der zweite Erkrankungsgipfel peri- und postmenopausal erklärbar.

Auch aus *klinischen* Studien gibt es zahlreiche Hinweise auf einen protektiven Effekt der Östrogene. So scheinen sich chronische Psychosen während der Schwangerschaft, einer Zeit mit sehr hohen Östrogenspiegeln, zu bessern [41]. Nach der Entbindung dagegen, wenn der Östrogenspiegel plötzlich abfällt, wird eine erhöhte Vulnerabilität für Psychosen mit einem etwa auf das 20fache erhöhten Psychoserisiko beobachtet [42–44]. Diese „Puerperalpsychosen" wurden zum Teil durch den Östrogenabfall nach der Entbindung erklärt [45–47].

Weiterhin fiel auf, dass schizophreniekranke Frauen im geschlechtsreifen Alter zwischen 20 und 40 Jahren, also in der Zeit mit der höchsten ovariellen Estradiolproduktion, weniger Neuroleptika benötigen als ältere Frauen oder gleichaltrige Männer – und zwar auch unter Berücksichtigung des Körpergewichts [48]. Auch zeigen Östrogene – wohl ebenfalls durch ihre antidopaminerge Wirkung – einen positiven Effekt bei neuroleptikainduzierter Spätdyskinesie [49].

Schließlich gibt es Hinweise darauf, dass die psychotische Symptomatik signifikant häufiger prämenstruell, also in der Phase niedriger Östrogenspiegel, exazerbiert [50, 51]. Befunde in der gleichen Richtung hatten wir zusammen mit Gattaz und Mitarbeitern [52].

In unserer eigenen klinischen Studie konnte in 28 der 32 Fälle die Akutaufnahme exakt einem bestimmten Zyklusdrittel zugeordnet werden [11]. Wie sich zeigte, waren die Aufnahmen in der perimenstruellen Phase (Zyklusdrittel beginnend drei Tage vor Einsetzen der Menstruation) signifikant häufiger als in den beiden übrigen Zyklusphasen mit hohem Estradiolspiegel ($p < 0,01$). Vor allem aber fanden sich im Durchschnitt signifikante negative Korrelationen zwischen den Estradiolspiegeln einerseits und sämtlichen Psychopathologie-Scores andererseits, mit Ausnahme der Depressivität. Das heißt, die Symptomatik scheint sich zu verbessern, wenn der Estradiolspiegel ansteigt, und umgekehrt. Dies galt sowohl für die ärztlich beurteilte Symptomatik und das durch das Pflegepersonal beurteilte Verhalten als auch für die durch Selbstbeurteilung erfassten Dimensionen „paranoide Tendenzen" (PDS) und „allgemeine Befindlichkeit" [53–55].

In einer Kontrollgruppe von 29 Patientinnen mit depressiven Erkrankungen gab es einen solchen Zusammenhang nur für das beobachtete Verhalten. Auch wies die Kontrollgruppe kaum Zyklusunregelmäßigkeiten oder hormonelle Störungen auf. 81 % dieser Patientinnen hatten offensichtlich auch während der akuten stationären Aufnahme einen normalen ovulatorischen Zyklus [11, 13].

Eine Studie zur Spätschizophrenie zeigte, dass – ganz in Übereinstimmung mit dem zweiten Erkrankungsgipfel der Frauen – das Erkrankungsrisiko in der Altersgruppe der 40- bis 60-Jährigen bei Frauen doppelt so hoch ist wie bei Männern [56]. Und nicht nur das, die spät erkrankten Frauen zeigten auch eine signifikant schwerere Symptomatik und einen schlechteren Verlauf als die spät erkrankten Männer. Auch diese Befunde könnten möglicherweise durch den Östrogeneffekt erklärt werden beziehungsweise den Verlust desselben nach der Menopause.

Östrogentherapie bei Schizophrenie?

Schon sehr früh wurden erste Hormonsubstitutionsversuche bei schizophreniekranken Frauen unternommen. Der bekannte Züricher Psychiater Manfred Bleuler berichtete 1943 erstmals über unsystematische Versuche mit einem Kombinationspräparat aus ovariellen und hypophysären Hormonen [57]. G. Mall, ein Psychiater am Landeskrankenhaus Klingenmünster, Pfalz, untersuchte eine größere Stichprobe von 167 schizophreniekranken Frauen bezüglich ihrer Östrogenausscheidung im 24-Stunden-Urin, ihrer Basaltemperatur und Vaginalzytologie. Aufgrund seiner Befunde unterschied er zwischen einer „hypofollikulären" und einer „hyperfollikulären" Form der Psychose . Bei ersterer substituierte er Östrogene in Form von Primodian oder Depot-Progynon und fand, dass „hypofollikuläre" Psychosen relativ leicht durch diese Substitutionstherapie geheilt werden können" [58, 59]. Unglücklicherweise berichtet Mall wenige Details seiner Studien. Die Frage wurde in der Folge lange nicht weiterverfolgt.

Erst in neuerer Zeit gibt es nun einige Interventionsstudien mit vielversprechenden Resultaten. So konnte bei akut psychotischen Frauen gezeigt werden, dass durch eine „adjuvante" Östrogengabe zusätzlich zu Standard-Neuroleptika eine raschere Besserung eintrat als bei Kontrollgruppen ohne adjuvante Östrogengabe [60, 61]. Über ähnliche Effekte wurde in einem Fallbericht über eine postmenopausale Frau berichtet [62]. Kürzlich fand die gleiche Arbeitsgruppe bei postmenopausalen Frauen mit Schizophrenie, bei denen durch Gynäkologen aus medizinischer Indikation eine Östrogensubstitution erfolgte, eine geringere schizophrene Minussymptomatik [63]. Außerdem benötigten sie signifikant niedrigere Dosen von Neuroleptika. Ähnlich ermutigend waren vorläufige Ergebnisse einer „Östrogen-Augmentation" bei postmenopausalen Frauen mit Schizophrenie [64]. Bei einer Gruppe von 46 prä- und postmenopausalen Patientinnen mit chronischer Schizophrenie konnte bezüglich der Rezidivprophylaxe mit einer adjuvanten Estradiolgabe allerdings kein signifikanter Einfluss nachgewiesen werden [64]. Dies könnte aber darauf zurückzuführen sein, dass nur chronische Patientinnen untersucht wurden und dass man sich nicht auf solche mit nachgewiesenem Östrogenmangel beschränkte.

Was Postpartumpsychosen betrifft, so konnten Ahokas u. Mitarb. (2000) bei zwei Frauen eine signifikante Besserung durch Östrogengaben erzielen.

Auf diesem Gebiet besteht also dringend weiterer Forschungsbedarf, wenn eine potenziell hilfreiche und vergleichsweise physiologische Therapie Frauen nicht vorenthalten werden soll.

Östrogene und andere psychische Störungen

Entsprechend der multiplen Wirkungen von Östrogenen im ZNS ist eine Beeinflussung der verschiedensten psychischen Funktionen zu beobachten [33, 65, 67]. Prämenstruelles Syndrom, postpartaler Blues, Perimenopause und Postmenopause gehen mit Depression, Schlafstörungen, Irritabilität, Ängsten, kognitiven Störungen und vermindertem Wohlbefinden einher. Östrogenantagonisten wie Tamoxifen, aber auch Progesteron können ähnliche Symptome auslösen. Es wurde vorgeschlagen, dass es zu einer „zerebralen Dysfunktion" kommen kann, sobald der Östrogenspiegel im Gehirn unter ein bestimmtes Minimum fällt – aus welchem Grund und in welchem Alter auch immer [68].

Östrogene scheinen – neben der beschriebenen antipsychotischen Wirkung – auch einen allgemein stabilisierenden Effekt zu haben und das allgemeine Wohlbefinden zu beeinflussen [69]. Dies zeigte unter anderem auch unsere Studie an depressiven Frauen (siehe oben).

Auch fanden wir eine signifikant überzufällige Häufung von Suizidversuchen in der perimenstruellen Phase des Menstruationszyklus im Vergleich zur Phasen mit hohen Östrogenspiegeln (p < 0,05) [70].

Östrogene scheinen auch bei Depression therapeutisch wirksam zu sein, insbesondere wenn die Depression im Rahmen eines Östrogendefizits auftritt, also zum Beispiel prämenstruell, postpartal und/oder perimenopausal. Vor allem bei postpartaler Depression zeigen Studien einen positiven Effekt von Östrogengaben [71–73]. Auch bezüglich peri- und postmenopausal auftretender depressiver Störungen konnte in einer sorgfältigen Metaanalyse von 26 Studien gezeigt werden, dass insbesondere leichtere depressive Verstimmungen durch eine Östrogensubstitution signifikant positiv beeinflusst werden können [74]. Neuere Studien weisen auf eine Wirksamkeit auch bei schwereren Depressionen in der Peri-/Postmenopause hin [75, 76]. Auch hier besteht noch weiterer Forschungsbedarf.

Schlussfolgerungen und klinische Implikationen

Neuere Studien scheinen also die Beobachtungen der frühen Kliniker zu bestätigen: Zum einen fanden sich erneut Hinweise auf ein mögliches Östrogenmangelsyndrom bei schizophreniekranken Frauen – zumindest während der akuten Krankheitsepisode. Zum anderen gibt es inzwischen eine gewisse Evidenz für eine Beeinflussbarkeit schizophrener Psychosen durch Östrogene [2–4].

Was den *„Hypoöstrogenismus"* (Östrogenmangelsyndrom) schizophreniekranker Frauen betrifft, so ist dieser zum Teil sicherlich Folge einer Stress- und neuroleptikabedingten Hyperprolaktinämie. Allerdings spricht die Tatsache, dass die Zeichen einer gonadalen Dys- oder Unterfunktion mit Hypoöstrogenismus schon lange vor Einführung der Neuroleptika beobachtet wurden, dafür, dass diese Störungen nicht *nur* die Folge einer Neuroleptikabehandlung sind. Auch der Einfluss des allgemeinen „Stresses" durch eine psychiatrische Erkrankung scheint nicht entscheidend zu sein, sonst würde sich dieser Effekt auch bei Kontrollgruppen mit anderen psychiatrischen Störungen zeigen, was nicht der Fall ist [12, 13]. Bezüglich einer fraglichen *primären* gonadalen Dysfunktion bei zumindest einer Teilgruppe schizophrener Erkrankungen scheint also weitere Forschung erforderlich.

Was die *Beeinflussbarkeit* schizophrener Psychosen durch Östrogene betrifft, so sprechen sowohl die epidemiologischen Befunde als auch die Ergebnisse aus der Grundlagen- und tierexperimentellen Forschung sowie verschiedene klinische Befunde dafür, dass Östrogene bei schizophrenen Erkrankungen als protektiver Faktor wirken können. Auch hier besteht dringend weiterer Forschungsbedarf. Denn sollte sich ihre protektive Wirkung bestätigen, so könnten Östrogene schon in naher Zukunft eine unmittelbare *klinische Relevanz in der Therapie und Rückfallprophylaxe schizophrener Erkrankungen* bekommen:

– So wäre eine hormonelle Substitutionstherapie für schizophreniekranke Frauen im Klimakterium und in der Postmenopause zusätzlich zur Neuroleptikatherapie zu erwägen. Durch eine solche „adjuvante" Östrogengabe könnten möglicherweise Neuroleptika eingespart und die entsprechenden neuroleptikabedingten Nebenwirkungen vermindert werden.

   Abgesehen von der womöglich antipsychotischen und wahrscheinlich allgemein stabilisierenden Wirkung der Östrogene, liegt eine Östrogensubstitution bei dieser Frauengruppe auch deshalb nahe, da auch die klimakterischen Beschwerden zu einer Verschlechterung des psychischen Befindens beitragen können, was bei einer entsprechend vulnerablen Frau möglicherweise eine psychotische Episode mitauslösen könnte. Wenn aus organischen Gründen (z.B. zur Vorbeugung von Osteoporose) eine Östrogensubstitution bei einer Frau ohnehin erwogen wird [77, 78], könnte die schizophrene Erkrankung ein zusätzliches Argument für eine Indikationsstellung sein. Im Rahmen der Forschung wäre eine weitere Prüfung dieses Indikationsgebiets dringend einzufordern, um schizophreniekranken Frauen nach dem 45sten, 50sten Lebensjahr eine potenziell hilfreiche und eine im Vergleich zu Neuroleptika möglicherweise nebenwirkungsärmere Therapie nicht vorzuenthalten.

– Bei nachgewiesenem Östrogenmangel kann auch bei jüngeren Frauen eine Östrogensubstitution zusätzlich zur Standardneuroleptikagabe erforderlich werden (s. u.).

– Dringender Forschungsbedarf besteht dabei bezüglich der optimalen Art der Hormon(ersatz)therapie gerade für psychiatrische Patientinnen. Wenn die Hormonsubstitution aus einer Östrogen-Gestagen-Kombination besteht, kann das Gestagen die positiven Effekte der Östrogene auf das psychische Befinden antagonisieren [79]. Andererseits ist auch das Risiko des Uterus- und Mammakarzinoms zu bedenken. Die Wirkung der neueren synthetischen Steroide wie Tibolon auf das ZNS ist aber – abgesehen von einer leichten androgenen Wirkung mit Stimmungsverbesserung und Libidosteigerung – noch unklar [80]. Spezifische Östrogenrezeptormodulatoren (SERMS) der zweiten Generation wie Raloxifen scheinen überwiegend auf die Knochendichte zu wirken.

– Bei Frauen, bei denen es perimenstruell gehäuft zu psychotischen Rückfällen kommt, könnte versucht werden, die neuroleptische Dosis dem Zyklus anzupassen, also perimenstruell eine höhere Dosis als intermenstruell zu verabreichen. So könnten perimenstruelle Exazerbationen möglicherweise zum Teil vermieden werden – zumindest aber könnte bei gleicher therapeutischer beziehungsweise rückfallverhütender Wirksamkeit eine geringere Neuroleptikagesamtdosis verabreicht werden mit dem großen Vorteil geringerer Nebenwirkungen. Bei gleichzeitig gewünschter Kontrazeption könnte alternativ auch eine kontinuierliche Einnahme eines monophasischen Ovulationshemmers ohne hormonfreies Intervall zur Aufrechterhaltung eines konstanten Östrogenspiegels erwogen werden [79]. Dies bedeutet immer eine enge Kooperation zwischen Psychiatrie und Gynäkologie mit regelmäßigen gynäkologischen Kontrolluntersuchungen.

– In jedem Fall sollte die gonadale Achse künftig eine stärkere Berücksichtigung in der Diagnostik, Therapie und Rückfallprophylaxe schizophrener Erkrankungen finden. So scheint es unabdingbar, bei schizophreniekranken Frauen – insbesondere unter Neuroleptikatherapie – eine genaue Anamnese in Bezug auf Zyklusstörungen, Amenorrhö, Libido- und Orgasmusstörungen, Infertilität, Galaktorrhö etc. zu erheben. Solche Störungen sind bei schizophreniekranken Frauen vermutlich häufig, da sowohl der mit der Erkrankung einhergehende „Stress" als auch die meisten Neuroleptika zu einer Hyperprolaktinämie führen können, die wiederum eine Suppression der physiologischen Estradiolproduktion bewirken kann. Das bedeutet, dass viele schizophreniekranke Frauen, die aufgrund ihrer chronisch rezidivierenden Er-

krankung oft über Jahre und Jahrzehnte Neuroleptika einnehmen müssen, eine „iatrogene Frühmenopause" erleben mit all ihren potenziellen Folgen. Studien über die Zahl der Betroffenen gibt es leider nicht. Bei einer Lebenszeitprävalenz der Schizophrenie von knapp einem Prozent und einer zunehmenden Lebenserwartung der Frauen dürfte die Zahl aber nicht gering sein. Sollten sich Hinweise auf oben genannte Störungen ergeben, so wären Prolaktin- und Estradiolspiegel zu bestimmen. Insbesondere bei nachgewiesenem Östrogendefizit ist unter Umständen auf ein so genanntes atypisches Neuroleptikum ohne oder mit geringerer Hyperprolaktinämie (z.B. Quietiapin, Clozapin, Olanzapin) umzustellen oder eine Östrogensubstitution durchzuführen, da sonst Langzeitfolgen des Östrogenmangels (z.B. emotionale Labilisierung, Osteoporose, u.U. Erhöhung des kardiovaskulären Risikos, kognitive Störungen etc.) zu befürchten sind.

– Stärkere Berücksichtigung finden sollten auch Fragen der Kontrazeption bei schizophreniekranken Frauen. So kann es etwa bei Umstellung auf oben genannte atypische Neuroleptika durch eine Normalisierung des Zyklus zu einer Wiederherstellung der Fertilität mit ungeplanter Schwangerschaft kommen. Dies ist vor allem deshalb zu beachten, da Neuroleptika potenziell teratogen sind. Wenn dann bei unerkannter Schwangerschaft Neuroleptika im ersten Trimenon weiter eingenommen werden, könnte dies fatale Folgen haben. Bei Umstellung auf atypische Neuroleptika sollte deshalb immer nochmals eine Kontrazeptionsberatung unter Hinzuziehung des/der Gynäkologen/in erfolgen!

– Auch sollte die Interaktion von Neuroleptika mit Östrogenpräparaten, vor allem mit Kontrazeptiva, künftig stärkere Berücksichtigung finden. So können etwa hormonelle Kontrazeptiva zu einer hepatischen Enzyminhibition und verringerten Metabolisierung von Phenothiazinen führen, die eine Zunahme der Plasmaspiegel und der Rate unerwünschter Neuroleptikaeffekte zur Folge haben können. Eventuell müssen hier Dosisreduktionen bei den Neuroleptika erfolgen (u.U. nach Kontrolle des Neuroleptikaplasmaspiegels). Umgekehrt kann eine hepatische Enzyminduktion durch bestimmte Neuroleptika zu verminderten Serumspiegeln der kontrazeptiven Steroide und damit zu einer Verminderung des Empfängnisschutzes führen. Diesem Risiko könnte unter anderem durch die kontinuierliche Einnahme eines monophasischen Kombinationspräparats ohne hormonfreies Intervall entgegengewirkt werden [79]. Alternativ sollte – insbesondere bei unzuverlässiger Einnahme – immer die Empfängnisverhütung mithilfe eines Intrauterinpessars erwogen werden.

Schließlich ist zu betonen, dass sich die genannten Strategien zum Teil noch im Stadium der Forschung befinden. So gibt es erst einzelne Interventionsstudien, die auf eine antipsychotische Wirksamkeit der adjuvanten Östrogentherapie oder -substitution hinweisen. Die Ergebnisse größerer, kontrollierter Studien sind abzuwarten, bevor Empfehlungen für eine breite klinische Anwendung gegeben werden können. Auch ist selbstverständlich immer eine individuelle Nutzen-Risiko-Abwägung zu treffen [77].

Andere Strategien wiederum sollten schon heute verstärkt in unseren klinischen Alltag einziehen. So sollte etwa eine zumindest kursorische gynäkologische Anamneseerhebung zum Standard einer psychiatrischen Anamnese bei Frauen gehören ebenso wie die Vorstellung bei und enge Zusammenarbeit mit GynäkologInnen, wenn hier Auffälligkeiten bestehen. Umgekehrt sollte jede/r GynäkologIn die potenziellen gynäkologischen Folgen einer Psychose und einer Neuroleptikabehandlung kennen, um mit dem/der PsychiaterIn gemeinsam therapeutische Strategien entwickeln zu können.

Abschließend soll betont werden, dass die Berücksichtigung des hormonellen Status einer psychiatrischen Patientin ein wichtiger Aspekt einer geschlechtersensiblen Diagnostik und Therapie ist. Daneben müssen aber selbstverständlich viele andere Einflussfaktoren, vor allem auch psychosozialer Art einbezogen werden, um den geschlechtsspezifischen Bedürfnissen psychiatrischer Patientinnen gerecht zu werden.

Literatur

1. Riecher-Rössler, A., H. Häfner: Schizophrenia and estrogens – is there an association? Eur. Arch. Psychiat. Clin. Neurosci. 1993; 242: 323–328
2. Riecher-Rössler, A.: Geschlechtsunterschiede bei Schizophrenien und mögliche therapeutische Interventionen. In: Psychische Erkrankungen bei Frauen – Für eine geschlechtersensible Psychia-

trie und Psychotherapie, hrsg. von Riecher-Rössler, A., A. Rohde. Karger, Basel 2001; 73–91
3. Riecher-Rössler, A.: Östrogene und Schizophrenie – Patientinnen an der Schnittstelle zwischen Psychiatrie und Gynäkologie. Geburtsh. Frauenheilk. 2002; 62: 1–7
4. Riecher-Rössler, A.: Estrogen effects in schizophrenia and their potential therapeutic implications – review. Arch. Women's Mental Health 2002; in print
5. Kraepelin, E.: Psychiatrie. Barth, Leipzig 1909
6. Kretschmer, E.: Körperbau und Charakter. Untersuchungen zum Konstitutionsproblem und zur Lehre von den Temperamenten. Springer, Berlin 1921
7. Brambilla, F., A. Guerrini, A. Guastalla, C. Rovere, F. Riggi: Neuroendocrine effect of haloperidol therapy in chronic schizophrenia. Psychopharmacologia 1975; 44: 17–22
8. Brambilla, F.: Neuroendocrine function in schizophrenia. Acta Psychiatr. Belgica 1980; 80: 421
9. Kane, J.M., T.B. Cooper, E.J. Sacher, F.S. Halpern, S. Bailine: Clozapine: plasma levels and prolactin response. Psychopharmacology 1981; 73: 184
10. Ferrier, I.N., E.C. Johnstone, T.J. Crow, I. Rinzcon-Rodriguez: Anterior pituitary hormone secretion in chronic schizophrenics: responses to administration of hypothalamic releasing hormones. Arch. Gen. Psychiat. 1983; 40: 755
11. Riecher-Rössler, A., H. Häfner, A. Dütsch-Strobel, M. Oster, M. Stumbaum, M. van Gülick-Bailer, W. Löffler: Further evidence for a specific role of estradiol in schizophrenia. Biol. Psychiat. 1994; 36: 492–494
12. Riecher-Rössler, A., H. Häfner, M. Stumbaum, K. Maurer, R. Schmidt: Can estradiol modulate schizophrenic symptomatology? Schizophrenia Bull. 1994; 20: 203–214
13. Riecher-Rössler, A., H. Häfner, A. Dütsch-Strobel, M. Stumbaum: Gonadal function and its influence on psychopathology. A comparison of schizophrenic and non-schizophrenic female inpatients. Arch. Women's Mental Health 1998; 1: 15–26
14. Bergemann, N., Ch. Mundt, F. Resch, P. Parzer, I. Nael, A. Eller, B. Runnebaum: On the hypestrogen hypothesis in female schizophrenia: Preliminary results. Schizophrenia Res. 1996; 18: 158
15. Huber, T.J.: Hormonspiegel bei Frauen mit schizophrenen Erkrankungen. In: Psychische Erkrankungen bei Frauen – Für eine geschlechtersensible Psychiatrie und Psychotherapie, hrsg. von Riecher-Rössler, A., A. Rohde. Karger, Basel 2001; 165–169
16. Carlsson, A.: The dopamine hypothesis of schizophrenia 20 years later, Bd. I. In: Search for the causes of schizophrenia, hrsg. von Häfner, H., W.F. Gattaz, W. Janzarik, Springer, Berlin 1987; 223–235

17. Holsboer, F.: Hormones. In: Psychopharmacology I, hrsg. von Hippius, H., G. Winokur. Excerpta Medica, Amsterdam 1983; 144–161

18. Lobo, R.A., D. Shoupe, S. Roy, W. Paul: Central and peripheral metabolites of norepinephrine and dopamine in postmenopausal women. Am. J. Obstet. Gynecol. 1984; 5: 548–552

19. Maggi, A., J. Perez: Minireview: role of female gonadal hormones in the CNS; clinical and experimental aspects. Life Sci. 1985; 37: 893–906

20. Gordon, J.H., R.L. Borison, B.L. Diamond: Modulation of dopamine receptors sensitivity by estrogen. Biol. Psychiat. 1980; 15: 389–396

21. Di Paolo, T., P. Payet, F. Labrie: Effect of chronic estradiol and haloperidol treatment on striatal dopamine receptors. Eur. J. Pharmacol. 1981; 73: 105–106

22. Nicoletti, F., N. Ferrara, F. Patti, M. Viglianesi, L. Rampello, A. Bianchi, A. Reggio, U. Scapagnini: Influence of sex steroids and prolactin on haloperidol-induced catalepsy. Brain Res. 1983; 279: 352–358

23. Koller, W.C., W.J. Weiner, H.L. Klawans, P.A. Nausieda: Influence of female sex hormones on neuroleptic-induced behavioral super-sensitivity. Neuropharmacology 1980; 19: 387–391

24. Gordon, J.H., B.L. Diamond: Antagonism of dopamine supersensitivity by estrogen: neurochemical studies in an animal model of tardive dyskinesia. Biol. Psychiat. 1981; 16: 365–371

25. Bédard, P., R. Boucher, M. Daigle, T. Di Paolo: Similar effect of estradiol and haloperidol on experimental tardive dyskinesia in monkeys. Psychoneuroendocrinology 1984; 9: 375–379

26. Häfner, H., S. Behrens, J. De Vry, W.F. Gattaz: An animal model for the effects of estradiol on dopamine-mediated behavior: implications for sex differences in schizophrenia. Psychiat. Res. 1991; 38: 125–134

27. Häfner, H., S. Behrens, J. De Vry, W.F. Gattaz, W. Löffler, K. Maurer, A. Riecher-Rössler: Warum erkranken Frauen später an Schizophrenie? Erhöhung der Vulnerabilitätsschwelle durch Estrogen. Nervenheilkunde 1991; 10: 154–163

28. Gattaz, W.F., S. Behrens, J. De Vry, H. Häfner: Estradiol hemmt Dopamin-vermittelte Verhaltensweisen bei Ratten: Ein Tiermodell zur Untersuchung der geschlechtsspezifischen Unterschiede bei der Schizophrenie. Fortschr. Neurol. Psychiatrie 1992; 1: 1–44

29. Kuhl H: Einfluss von Östrogenen und Gestagenen auf das Zentralnervensystem. In: Sexualhormone und Psyche, hrsg. Von Kuhl, H. Thieme, Stuttgart 2002; 1–17

30. Fink, G., B.E.H. Sumner: Estrogen and mental state. Nature 1996; 383: 306

31. Stahl, S.M.: Basic psychopharmacology of antidepressants, part 2: estrogen as an adjunct to antidepressant treatment. J. Clin. Psychiatry 1998; 59, Suppl. 4: 15–24

32. Stahl, S.M.: Effects of estrogen on the central nervous system. J. Clin. Psychiat. 2000; 62: 317–318

33. Stahl, S.M: Why drugs and hormones may interact in psychiatric disorders. J. Clin. Psychiat. 2001; 62: 225–226

34. McEwen, B.S., S.E. Alves, K. Bulloch, N.G. Weiland: Clinically relevant basic science studies of gender differences and sex hormone effects. Psychopharmacol. Bull. 1998; 34: 251–259

35. De Battista, C., D. Lawrence Smith, A.F. Schatzberg: Modulation of monoamine neurotransmitters by estrogen: clinical implications. Rev. Psychiatry 1999; 18: 137–166

36. Garcia-Segura, L.M., I. Azcoitia, L.L. DonCarlos: Neuroprotection by estradiol. Progr. Neurobiol. 2001; 63: 29–60

37. Häfner, H., A. Riecher, K. Maurer, W. Löffler, P. Munk-Jorgensen, E. Strömgren: How does gender influence age at first hospitalization for schizophrenia? Psychol. Med. 1989; 19: 903–918

38. Häfner, H., A. Riecher-Rössler, M. Hambrecht, K. Maurer, S. Meissner, A. Schmidtke, B. Fätkenheuer, W. Löffler, W. an der Heiden: Geschlechtsunterschiede bei schizophrenen Erkrankungen. Fortschr. Neurol. Psychiat. 1991; 59: 343–360

39. Riecher, A., K. Maurer, W. Löffler, B. Fätkenheuer, W. an der Heiden, H. Häfner: Schizophrenia – a disease of young single males? Eur. Arch. Psychiat. Clin. Neurosci. 1989; 239: 210–212

40. Riecher, A., K. Maurer, W. Löffler, B. Fätkenheuer, W. an der Heiden, P. Munk-Jorgensen, E. Strömgren, H. Häfner: Gender differences in age at onset and course of schizophrenic disorders. In: Search for the causes of schizophrenia, hrsg. von Häfner H., W.F. Gattaz. Springer, Berlin 1990; 14–33

41. Chang, S.S., D.C. Renshaw: Psychosis and pregnancy. Comprehensive Ther. 1986; 12: 36–41

42. Nott, P.N.: Psychiatric illness following childhood in Southamptom: a case register study. Psychol. Med. 1982; 12: 557–561

43. Kendell, R.E., J.C. Chalmers, C. Platz: Epidemiology of puerperal psychoses. Br. J. Psychiatry 1987; 150: 662–673

44. Davies, A., R.J. McIvor, R.Ch. Kumar: Impact of childbirth on a series of schizophrenic mothers: a comment on the possible influence of estrogen on schizophrenia. Schizophrenia Res. 1995; 16: 25–31

45. Cookson, J.C.: Estrogens, dopamine and mood. Br. J. Psychiatry 1981; 139: 365

46. Wieck, A.: Endocrine aspects of postnatal mental disorders. Bailliers Clin. Obstet. Gynaecol. 1989; 3: 857–877

47. Riecher-Rössler, A.: Psychische Störungen und Er-

krankungen nach der Entbindung. Fortschr. Neurol. Psychiat. 1997; 65: 97–107

48. Seeman, M.V.: Interaction of sex, age and neuroleptic dose. Comprehensive Psychiat. 1983; 24: 125–128

49. Villeneuve, A., T. Cazejust, M. Cote: Estrogens in tardive dyskinesia in male psychiatric patients. Neuropsychobiology 1980; 6: 145–151

50. Glick, J., D. Stewart: A new drug treatment for premenstrual exacerbation of schizophrenia. Comprehensive Psychiat. 1980; 21: 281–287

51. Hallonquist, J.D., M.V. Seeman, M. Lang, N.A. Rector: Variation in symptom severity over the menstrual cycle of schizophrenics. Biol. Psychiat. 1993; 33: 207–209

52. Gattaz, W.F., P. Vogel, A. Riecher-Rössler, G. Soddu: Influence of the menstrual cycle phase on the therapeutic response in schizophrenia. Biol. Psychiat. 1994; 36: 137–139

53. Overall, J.E., D.R. Gorham: The Brief Psychiatric Rating Scale. Psychol. Report 1962; 10: 799–812

54. Honigfeld, G., R.D. Gillis, C.J. Klett: NOSIE: Nurses' Observation Scale for Inpatient Evaluation. In: ECDEU Assessment Manual for Psychopharmacology, hrsg. von Guy, W. NIMH, Rockville, MD 1976

55. von Zerssen, D., D.M. Koeller: Klinische Selbstbeurteilungs-Skalen (KSb-Si) aus dem Münchner Psychiatrischen Informations-System (PSYCHIS München). Manuale. Beltz, Weinheim 1976

56. Riecher-Rössler, A., W. Löffler, P. Munk-Jorgensen: What do we really know about late-onset schizophrenia? Eur. Arch. Psychiat. Clin. Neurosci. 1997; 247: 195–208

57. Bleuler, M: Die spätschizophrenen Krankheitsbilder. Neurology 1943; 15: 259–290

58. Mall, G.: Neuere Ergebnisse der Psycho-Endokrinologie. Ärztl. Praxis 1959; 11: 1357–1360

59. Mall, G.: Diagnostik und Therapie ovarieller Psychosen. Zbl. Ges. Neurol. Psychiatrie 1960; 155: 250

60. Kulkarni, J., A. de Castella, D. Smith, J. Taffe, N. Keks, D. Copolov: A clinical trial of the effects of estrogen in acutely psychotic women. Schizophrenia Res. 1996; 20: 247–252

61. Kulkarni, J., A. Riedel, A.R. de Castella, P.B. Fitzgerald, T.J. Rolfe, J. Taffe, H. Burger: Estrogen – a potential treatment for schizophrenia. Schizophrenia Res. 2001; 48: 137–144

62. Lindamer, L.A., J.B. Lohr, M.J. Harris et al.: Gender, estrogen, and schizophrenia. Psychopharmacol Bull. 1997; 33: 221–228

63. Lindamer, L.A., D.C. Buse, J.B. Lohr, D.V. Jeste: Hormone replacement therapy in postmenopausal women with schizophrenia: positive effect on negative symptoms? Biol. Psychiat. 2001; 49: 47–51

64. Jeste, D.V., L.A. Lindamer, J.P. Lacro: Gender differences in late-life schizophrenia and its treatment.

Abstract in: Syllabus and Proceedings Summary of the American Psychiatric Association's 2001 Annual Meeting 2001; 310

65. Bergemann, N.: Psychotrope Effekte der Hormonsubstitutionstherapie. In: Psychische Erkrankungen bei Frauen – Für eine geschlechtersensible Psychiatrie und Psychotherapie, hrsg. von Riecher-Rössler, A., A. Rohde. Karger, Basel 2001; 138–164

66. Ahokas, A., M. Aito, S. Turtiainen: Association between estradiol and puerperal psychosis. Acta Psychiat. Scand. 2000; 101: 167–170

67. Fink, G., B.E.H. Sumner, R. Rosie, O. Grace, J.P. Quinn: Estrogen control of central neurotransmission: effect on mood, mental state, and memory. Cell. Mol. Neurobiol. 1996; 16: 325–344

68. Arpels, J.C.: The female brain hypoestrogenic continuum from the premenstrual syndrome to menopause. A hypothesis and review of supporting data. J. Reprod. Med. 1996; 41: 633–639

69. Golightly, L., A. Young: Sex hormones and mental health. Adv. Psychiat. Treatment 1999; 5: 126–134

70. Riecher-Rössler, A.: Die Spätschizophrenie – eine valide Entität? Eine empirische Studie zu Risikofaktoren, Krankheitsbild und Verlauf. Habilitationsschrift. Universität Heidelberg – Mannheim 1994

71. Gregoire, A.J.P., R. Kumar, B. Everitt, A.F. Henderson, J.W.W. Studd: Transdermal estrogen treatment of severe postnatal depression. Lancet 1996; 347: 930–933

72. Ahokas, A.J., S. Turtiainen, M. Aito: Sublingual estrogen treatment of postnatal depression. Lancet 1998; 351: 109

73. Ahokas, A., J. Kaukoranta, K. Wahlbeck, M. Aito: Estrogen deficiency in severe postpartum depression: successful treatment with sublingual physiologic 17β-estradiol: a preliminary study. J. Clin. Psychiat. 2001; 62: 332–336

74. Zweifel, J.E., W. H. O'Brien: A meta-analysis of the effect of hormone replacement therapy upon depressed mood. Psychoneuroendocrinology 1997; 22: 189–212

75. Schmidt, P.J., L. Nieman, M.A. Danaceau, M.B. Tobin, C.A. Roca, J.H. Murphy, D.R. Rubinow: Estrogen replacement in perimenopause-related depression: a preliminary report. Am. J. Obstet. Gynecol. 2000; 183: 414–420

76. de Noaves Soares, C., O.P. Almeida, H. Joffe, L.S. Cohen: Efficacy of estradiol for the treatment of depressive disorders in perimenopausal women. Arch. General. Psychiat. 2001; 58: 529–534

77. NAMS. A decision tree for the use of estrogen replacement therapy or hormone replacement therapy in postmenopausal women: consensus opinion of the North American Menopause Society. Menopause 2000; 7: 76–86

78. Barrett-Connor, E., C.A. Stuenkel: Hormone replacement therapy (HRT): risks and benefits. Int. J. Epidemiol. 2001; 30: 423–426

79. Braendle, W., M. Breckwoldt, H. Kuhl, A. Riecher-Rössler, A. Rohde, E. Rüther: Sexualhormone und Psyche – Ergebnisse des 2. Interdisziplinären Frankfurter Gesprächs zur Kontrazeption. Frauenarzt 2001; 42: 154–160

80. DGGG Expertentreffen: Hormonersatz in der Postmenopause: objektiv Prophylaxe, subjektiv Beschwerdebesserung. Geburtsh. Frauenheilk., Beilage vom 15.6.2000

6 Einfluss von Psychopharmaka auf Reproduktion und Kontrazeption

Herbert Kuhl

Zusammenfassung

■ Synthetische Sexualsteroide werden wie viele Psychopharmaka durch Cytochrom-P-450-abhängige Enzyme metabolisiert. Dementsprechend können Sexualsteroide und Psychopharmaka durch Induktion oder Inhibition dieser Enzyme ihre Inaktivierung gegenseitig beeinflussen und ihre Wirksamkeit und Nebenwirkungen modulieren. So können orale Kontrazeptiva die Wirkung einiger Benzodiazepine und Antidepressiva (z.B. Diazepam, Chlordiazepoxid, Imipramin) verstärken, aber auch abschwächen (z.B. Lorazepam, Oxazepam). Umgekehrt können verschiedene Psychopharmaka (z.B. Chlordiazepoxid, Diazepam, Chlorpromazin, Mepobramat, Carbamazepin) durch Enzyminduktion in der Leber die Inaktivierung der kontrazeptiven Steroide verstärken. Infolgedessen kann die Wirksamkeit der Ovulationshemmer beeinträchtigt sein, so dass es zu ungewollten Schwangerschaften kommt. In solchen Fällen lässt sich die kontrazeptive Sicherheit durch die ununterbrochene Einnahme (ohne siebentägiges hormonfreies Intervall) eines Kombinationspräparats ausreichend steigern. Psychopharmaka mit dopaminantagonistischer Wirkung können bei einem Teil der Frauen eine Hyperprolaktinämie verursachen, wobei es große individuelle Unterschiede gibt. Bei sehr hohen Prolaktinwerten muss jedoch ein Prolaktinom ausgeschlossen werden. Die Hyperprolaktinämie kann bei einigen Frauen zu Störungen der Ovarialfunktion und des Zyklus sowie zu einer Beeinträchtigung der Fertilität und Sexualfunktion führen und eine Galaktorrhö hervorrufen. Erhöhte Prolaktinspiegel ohne diese Symptomatik haben keinen Krankheitswert. Wenn bei den betroffenen Frauen ein Wechsel zu einem Präparat erfolgt, das den Prolaktinspiegel nicht erhöht, und sich der Zyklus normalisiert, so muss mit ungewollten Schwangerschaften gerechnet werden. Wegen des teratogenen Risikos und der Möglichkeit einer prämenstruellen Exazerbation der Symptomatik sollten Vor- und Nachteile eines solchen Wechsels abgewogen werden. Alternativ bietet sich die Behandlung mit Sexualsteroiden an (Ovulationshemmer, Hormonsubstitution), um ungewollte Schwangerschaften oder Ausfallserscheinungen zu verhindern. ■

Wechselwirkungen von Psychopharmaka mit oralen Kontrazeptiva

Einfluss von Sexualsteroiden auf die Wirkung von Psychopharmaka

Cytochrom-P-450-abhängige Enzyme haben nicht nur eine Schlüsselfunktion bei der Biosynthese der Steroide, Fettsäuren und anderer körpereigener Faktoren, sondern sind auch essenziell für die Biotransformation von Xenobiotika wie Nahrungsbestandteile, Medikamente, toxische Substanzen usw. Sie sind an Oxidations-, Reduktions-, Hydroxylierungs-, Dealkylierungsreaktionen und anderen Metabolisierungsschritten beteiligt, die für die Inaktivierung und Ausscheidung der in den hormonalen Kontrazeptiva enthaltenen synthetischen Sexualsteroide von besonderer Bedeutung sind. Auch verschiedene Psychopharmaka wie Diazepam, Chlordiazepoxid, Clorazepat, Prazepam, Alprazolam, Nordazepam oder Temazepam werden durch Cytochrom-P-450-Enzyme inaktiviert. Man findet diese Enzyme vor allem im Intestinaltrakt und in der Leber, und ihre Aktivität wird durch viele mit der Nahrung aufgenommene Substrate und Inhibitoren beeinflusst. Substanzen, die von diesen Enzymen metabolisiert werden, können als Induktoren, aber auch als Inhibitoren in Erscheinung treten und durch ihren Einfluss auf die Enzymkapazität und -aktivität die Pharmakokinetik anderer Substanzen beeinflussen [1]. Dementsprechend können einige der Psychopharmaka die Serumspiegel der kontrazeptiven Steroide verändern, und umgekehrt können

Östrogene und Gestagene die Bioverfügbarkeit bestimmter Psychopharmaka modulieren. Infolgedessen kann die gleichzeitige Behandlung von Patientinnen mit oralen Kontrazeptiva und Psychopharmaka einerseits die kontrazeptive Wirkung der Ovulationshemmer, andererseits die Wirkungen und Nebenwirkungen abschwächen oder verstärken [2].

Orale Kontrazeptiva können durch Hemmung des Cytochrom P-450 IID6 den Abbau und die Clearance verschiedener Benzodiazepine hemmen, so dass deren Serumkonzentrationen zunehmen können (Tab. 1) [3–5]. Im Allgemeinen ist dies ohne klinische Relevanz, doch wurde auch über eine deutliche Zunahme der Wirkungen und Nebenwirkungen berichtet. Wenn dies der Fall ist, sollte die Dosis des Psychopharmakons reduziert werden. Andererseits können Sexualsteroide bzw. deren hydroxylierte Metaboliten die Konjugation bestimmter Medikamente zum Glucuronid induzieren und damit deren Serumspiegel und Wirksamkeit vermindern [6]. Andererseits kann die Konjugation von Medikamenten verringert und deren Serumspiegel erhöht werden, wenn Östrogene mit ihnen um die konjugierenden Enzyme konkurrieren.

Beispielsweise werden durch Ovulationshemmer die Elimination von Diazepam um 40 % reduziert und die Halbwertszeit um 45 % verlängert, so dass es zu einer Verstärkung der Diazepamwirkung kommt [6–8]. Man beobachtete eine Beeinträchtigung psychomotorischer und kognitiver Funktionen, die sich während des Einnahmezyklus verstärkte und am letzten Tag stärker war als in Zyklusmitte [9].

Der oxidative Metabolismus von Alprazolam und Triazolam wird durch Ovulationshemmer in geringem Maße gehemmt [6, 10, 11]. Auch die Inaktivierung von Nitrazepam wird durch orale Kontrazeptiva gehemmt, so dass dessen Serumspiegel ansteigt [12]. Während des ovulatorischen Zyklus wurde jedoch kein Einfluss der Zyklusphase auf die Pharmakokinetik des Nitrazepams beobachtet. Dagegen wird die Elimination von Lorazepam, Oxazepam und Temazepam, die durch Glucuronidierung erfolgt, unter dem Einfluss des Ethinylestradiols verstärkt [10, 11, 13, 14]. Hinsichtlich der Pharmakokinetik von Bromazepam, Clotiazepam, Midazolam, Doxylamin und Diphenhydramin wurde kein Einfluss der oralen Kontrazeptiva gefunden [6, 15–18].

Ovulationshemmer verlängern die Halbwertszeit von Chlordiazepoxid, die bei Frauen länger ist als bei Männern, um 75 % und reduzieren die Clearance des freien Chlordiazepoxids um 60 % [14, 19].

Vermutlich wird die Inaktivierung von Chlorpromazin unter Östrogeneinfluss reduziert, was die Berichte über eine bessere Wirkung einer Chlorpromazintherapie erklären würde [20].

Orale Kontrazeptiva hemmen die oxidative Demethylierung von Imipramin, und Ethinylestradiol und andere Östrogene konkurrieren mit Imipramin um die Glucuronidierung, so dass die Inaktivierung des Imipramins erheblich reduziert wird [21]. Dementsprechend verstärkt die Einnahme ethinylestradiolhaltiger Präparate im Sinne einer Überdosierung die Nebenwirkungen des Imipramins und verursacht z. B. Hypotonie, Lethargie, Tremor, Harnverhalten, trockenen Mund und Metallgeschmack [22]. Ähnliche Auswirkungen wurden auch unter einer hoch dosierten Substitution mit konjugierten Östrogenen beobachtet, während die Dosis von 0,625 mg gut vertragen wurde [23]. Verstärkte Nebenwirkungen wurden unter der gleichzeitigen Anwendung von konjugierten Östrogenen und den trizyklischen Antidepressiva Clomipramin oder Amitriptylin beobachtet [24].

Orale Kontrazeptiva hemmen auch die Metabolisierung von Amitriptylin [25]. Dagegen konnte kein Einfluss der oralen Kontrazeptiva auf die Pharmakokinetik des Clomipramins beobachtet werden [26].

Die therapeutische Wirkung von Fluoxetin wird bei depressiven postmenopausalen Frauen durch eine gleichzeitige Östrogensubstitution verstärkt [27].

Einfluss von Psychopharmaka auf die Wirksamkeit oraler Kontrazeptiva

Verschiedene Antidepressiva, Neuroleptika, Tranquilizer und Hypnotika können über eine Induktion hepatischer Enzyme die Inaktivierung kontrazeptiver Östrogene und Gestagene verstärken. Deshalb kann es bei gleichzeitiger Anwendung von hormonalen Kontrazeptiva und diesen Medikamenten zu ungewollten Schwangerschaften kommen. Nur für wenige der zur Zeit verwendeten Medikamente sind solche Fälle berichtet oder der pharmakologische Nachweis einer Wechselwirkung geführt worden (s. Tab. 1). Für die meisten Präparate fehlen die entsprechenden Untersuchungen. Falls eine Interaktion möglich ist, so beobachtet man große interindividuelle Unterschiede. Bei manchen Frauen sind die Einflüsse stark, bei anderen ist

Wirkungsverstärkung	kein Einfluss	Wirkungsabschwächung
Alprazolam	Bromazepam	Lorazepam
Amitriptylin	Clotiazepam	Oxazepam
Chlordiazepoxid	Diphenhydramin	Temazepam
Chlorpromazin	Doxylamin	
Clomipramin	Midazolam	
Diazepam		
Fluoxetin		
Imipramin		
Nitrazepam		
Triazolam		

Tab. **1** Möglicher Einfluss von oralen Kontrazeptiva auf die Pharmakokinetik, Wirksamkeit und Nebenwirkungen von Psychopharmaka.

dagegen keine Veränderung der Serumspiegel festzustellen.

Zu den Psychopharmaka, die den Metabolismus von Ethinylestradiol und synthetischen Gestagenen verstärken können, zählen Neuroleptika wie Promethazin und Chlorpromazin, Benzodiazepine wie Diazepam, Chlordiazepoxid, Clorazepat und Meprobamat sowie Carbamazepin. Beispielsweise reduzierte Carbamazepin bei Frauen, die ein Kombinationspräparat mit 50 µg Ethinylestradiol und 250 µg Levonorgestrel einnahmen, die Serumkonzentrationen der beiden Steroide um jeweils 40 % [28]. Die meisten Benzodiazepine (Diazepam, Chlordiazepoxid, Clorazepat, Prazepam, Alprazolam, Nordazepam, Temazepam) werden durch Cytochrom-P-450-Enzyme oxidativ inaktiviert. Deshalb können sie die Aktivität dieses Enzyms in der Leber durch Induktion erhöhen, so dass auch die kontrazeptiven Steroide verstärkt metabolisiert werden. Auch Diphenhydramin zählt zu diesen Enzyminduktoren, während Oxazepam und Lorazepam, die nahezu ausschließlich durch Glucuronidierung inaktiviert werden, keinen Einfluss auf den Metabolismus der Östrogene und Gestagene haben. Ebenso verursacht Moclobemid keine Abschwächung der ovulationshemmenden Wirkung eines Ovulationshemmers [29].

Zu den Psychopharmaka, bei deren Anwendung es trotz Einnahme von Ovulationshemmern zu einer ungewollten Schwangerschaft gekommen war, zählen Promethazin, Chlorpromazin, Diazepam, Chlordiazepoxid, Clorazepat, Carbamazepin, Meprobamat, Imipramin und Mianserin [6, 8, 30, 31, 32]. Weiterhin gibt es verschiedene Psychopharmaka, von denen eine Verstärkung des Metabolismus angenommen

werden kann, auch wenn keine ungewollten Schwangerschaften gemeldet wurden (Tab. **2**).

Maßnahmen

Um das Risiko einer ungewollten Schwangerschaft sowie teratogener Wirkungen von Psychopharmaka möglichst gering zu halten, sollte bei deren Anwendung auf eine zuverlässige Kontrazeption, z.B. mit einem Intrauterinpessar oder oralen Kontrazeptiva, geachtet werden. Wenn die hormonale Kontrazeption bevorzugt wird, so wird empfohlen, zur Erhöhung der kontrazeptiven Sicherheit niedrig dosierte Ovulationshemmer vom monophasischen Kombinationstyp (z.B. Leios, Cilest, Valette, Microgynon, Marvelon) kontinuierlich ohne hormonfreie Intervalle einzunehmen. Da bei einem Teil der Frauen im hormonfreien Intervall von 7 Tagen die Follikelreifung beginnt, wird durch dieses veränderte Einnahmeschema die kontrazeptive Sicherheit erheblich gesteigert. Gleichzeitig werden die regelmäßigen Hormonentzugsblutungen sowie eine zyklusabhängige bzw. prämenstruelle Verschlechterung psychischer Störungen vermieden. In den ersten Monaten einer solchen Behandlung können Zwischenblutungen auftreten, die längerfristig jedoch zurückgehen. Falls von der Patientin gewünscht, kann in größeren Abständen (z.B. nach 3, 6 oder 12 Monaten) durch Einschalten eines einnahmefreien Intervalls eine Entzugsblutung ausgelöst werden. Die Anwendung höher dosierter Ovulationshemmer, die auch immer wieder empfohlen wird, um die kontrazeptive Wirkung zu erhöhen, ist keine sichere Maßnahme. Denn die meisten ungewollten Schwangerschaften, die bis 1985 als „Pillenversager" gemeldet worden waren, traten unter

Benzodiazepine

Alprazolam	Verstärkung des Metabolismus
Chlordiazepoxid	gemeldete ungewollte Schwangerschaft Verstärkung des Metabolismus
Clorazepat	gemeldete ungewollte Schwangerschaft Verstärkung des Metabolismus
Diazepam	gemeldete ungewollte Schwangerschaft Verstärkung des Metabolismus
Lorazepam	keine Wechselwirkung
Norazepam	Verstärkung des Metabolismus
Oxazepam	keine Wechselwirkung
Prazepam	Verstärkung des Metabolismus
Temazepam	Verstärkung des Metabolismus

Phenothiazine

Chlorpromazin	gemeldete ungewollte Schwangerschaft Verstärkung des Metabolismus
Promethazin	gemeldete ungewollte Schwangerschaft Verstärkung des Metabolismus
Triflupromazin	(Verstärkung des Metabolismus)

Antidepressiva

Clomipramin	keine Wechselwirkung
Imipramin	gemeldete ungewollte Schwangerschaft (Verstärkung des Metabolismus?)
Mianserin	gemeldete ungewollte Schwangerschaft
Moclobemid	keine Wechselwirkung

Sonstige Psychopharmaka

Carbamazepin	gemeldete ungewollte Schwangerschaft Verstärkung des Metabolismus
Diphenhydramin	(Verstärkung des Metabolismus)
Mepobramat	gemeldete ungewollte Schwangerschaft Verstärkung des Metabolismus

Tab. 2 Mögliche Beeinträchtigung der kontrazeptiven Wirkung von oralen Kontrazeptiva durch Antidepressiva, Neuroleptika und Tranquilizer. Die Angaben sind der Literatur entnommen und erheben keinen Anspruch auf Vollständigkeit.

der Einnahme hoch dosierter Präparate (50 μg Ethinylestradiol und mehr) ein. Auffallend häufig geschah dies im ersten Einnahmezyklus, so dass auch Einnahmefehler eine Rolle gespielt haben können [30]. In einer Untersuchung bei Frauen, die bei gleichzeitiger Anwendung von oralen Kontrazeptiva und anderen Medikamenten schwanger wurden und einen Schwangerschaftsabbruch vornehmen ließen, wurde weder ein Einfluss des Präparatetyps noch der Ethinylestradioldosis gefunden [32]. Nicht selten treten ungewollte Schwangerschaften bei Einnahme oraler Kontrazeptiva ein, weil gleichzeitig mehrere unterschiedliche Medikamente angewandt wurden, so dass eine Zuordnung der Interaktion nicht möglich war [2]. Wenn unter der gleichzeitigen Anwendung von Psychopharmaka und Ovulationshemmern plötzlich Zwischenblutungen auftreten, obwohl vorher der Zyklus stabil war, so ist dies ein Hinweis auf eine mögliche Interaktion.

Psychopharmakainduzierte Hyperprolaktinämien

Die zyklische Freisetzung der Gonadotropine steht unter der Kontrolle des Hypothalamus und verschiedener übergeordneter Bereiche des Zentralnervensystems (ZNS). Die Frequenz und Amplitude der pulsatilen Freisetzung des Gonadotropin-Releasing-Hormons wird durch zahlreiche Neurotransmitter sowie endogene Opioide gesteuert. Deshalb kann eine Veränderung der Aktivität dieser Faktoren durch Agonisten oder Antagonisten zu einer Störung der FSH-und LH-Sekretion und damit zu Zyklusstörungen führen. Psychopharmaka verändern im ZNS die Aktivität der Neurotransmitter, insbesondere die des Serotonins, Noradrenalins und Dopamins über unterschiedliche Mechanismen. Auch die Freisetzung des Prolaktins aus dem Hypophysenvorderlappen (HVL) steht unter dem Einfluss von Neurotransmittern, wobei Dopamin eine hemmende, Serotonin eine stimulierende Wirkung haben.

Ursachen der Hyperprolaktinämie

Der inhibitorische Effekt des Dopamins kommt über den Dopamin D_2-Rezeptor an den Lactotrophen zustande. Die Anwendung von Psychopharmaka, die eine dopaminantagonistische Wirkung haben, kann deshalb die Prolaktinsekretion verstärken und eine Hyperprolaktinämie verursachen. Dabei hängt sowohl die antipsychotische als auch die prolaktinerhöhende Wirkung der Dopaminantagonisten von der Besetzung der Dopamin-D_2-Rezeptoren ab, die individuell schwankt. Unter der Behandlung mit Haloperidol in Dosen zwischen 1 und 5 mg trat bei einer Blockade von < 72 % der Rezeptoren nur bei 15 % der Patienten eine Hyperprolaktinämie auf, wäh-

rend bei einer Besetzung von > 72 % der Anteil auf 86 % stieg [33].

Zu den Psychopharmaka, deren Anwendung einen Anstieg der Serumkonzentration des Prolaktins zur Folge hat, zählen die typischen Neuroleptika wie Phenothiazine, Butyrophenone, Thioxanthene und Sulpirid (Tab. 3) [34]. Im Allgemeinen ist innerhalb einer Woche mit einem Anstieg des Prolaktinspiegels auf das 3- bis 6fache, bei bestimmten Substanzen (z.B. Amisulprid) auf das 10fache, zu rechnen [35]. Die individuellen Reaktionen schwanken in einem weiten Bereich und im Einzelfall können sehr hohe Werte (über 7000 mE/l) erreicht werden [36, 37]. Im weiteren Verlauf der Behandlung bleiben die Werte konstant und nach Absetzen wird innerhalb von 3 Tagen der Ausgangswert wieder erreicht. Bei einer Langzeittherapie über viele Jahre kann der Prolaktinspiegel allmählich bis in den Normalbereich zurückkehren [35].

Im Gegensatz dazu bewirkt das zu den atypischen Substanzen zählende Clozapin, das dopamin- und serotoninantagonistische Wirkungen hat, keine bleibende Prolaktinerhöhung. Der unter der Behandlung mit Olanzapin auftretende Prolaktinanstieg ist erheblich geringer als unter Haloperidol und mehr oder weniger vorübergehend [38]. Allerdings verursacht Risperidon,

Tab. **3**   Auswahl von Psychopharmaka mit prolaktinerhöhender Wirkung

Antidepressiva	Neuroleptika		sonstige Psychopharmaka
Amitriptylin	**Phenothiazine**	**Butyrophenone**	Amfetaminil
Amitriptylinoxid	Chlorpromazin	Benperidol	Methylphenidat
Clomipramin	Dixyrazin	Bromperidol	Tiaprid
Desipramin	Fluphenazin	Fluspirilen	
Dibenzepin	Levomepromazin	Haloperidol	
Doxepin	Perazin	Melperon	
Imipramin	Pherphenazin	Pipamperon	
Lofepramin	Promazin	Trifluperidol	
Maprotilin	Promethazin		
Mianserin	Thioridazin	**andere Neuroleptika**	
Nortriptylin	Trifluperazin	Amisulprid	
Opipramol	Triflupromazin	Olanzapin	
Tranylcypromin	Prothipendyl	Pimozid	
Trimipramin		Risperidon	
	Thioxanthene	Sulpirid	
	Chlorprothixen		
	Clopenthixol		
	Flupentixol		

das zu den atypischen Neuroleptika gehört und wie Clozapin die Dopamin- und Serotoninrezeptoren blockiert, eine ausgeprägte Hyperprolaktinämie.

Trizyklische Antidepressiva bewirken nur eine mäßige Erhöhung des Prolaktinspiegels um etwa 25 %, während sich bei Psychopharmaka mit dopamin- und serotoninantagonistischen Eigenschaften die beiden Wirkungen gegenseitig abschwächen oder aufheben können. Dementsprechend ist bei selektiven Dopaminantagonisten mit höheren Prolaktinspiegeln zu rechnen als bei Substanzen mit dopamin- und serotoninantagonistischen Wirkungen.

Es muss darauf hingewiesen werden, dass eine Hyperprolaktinämie auch andere Ursachen, z. B. ein Prolaktin produzierendes Hypophysenadenom, haben kann. Deshalb sollte, wenn unter einer Psychopharmakatherapie hohe Prolaktinwerte gemessen werden, ein Prolaktinom mittels CT oder MRT ausgeschlossen werden. Normalerweise besteht bei Prolaktinspiegeln über 2000 mE/l der Verdacht auf ein Mikroprolaktinom und bei über 4000 mE/l auf ein Makroprolaktinom. Die einfachste Maßnahme zur Überprüfung wäre ein vorübergehendes Absetzen der Medikation oder ein Wechsel auf ein atypisches Präparat ohne Einfluss auf die Prolaktinsekretion, doch ist dies aus therapeutischen Gründen häufig nicht möglich [36].

Auswirkungen der Hyperprolaktinämien

Hohe Prolaktinspiegel können zu einer Störung der Ovarialfunktion und unregelmäßigen Zyklen, zu einer Beeinträchtigung der Fertilität, Störung der Libido und Sexualfunktion sowie zur Galaktorrhö führen. Bei schweren Störungen kann sich eine Amenorrhö entwickeln, die längerfristig aufgrund des Östrogenmangels einen verstärkten Knochenabbau zur Folge hat und das Risiko kardiovaskulärer Erkrankungen erhöht. Eine durch Psychopharmaka ausgelöste Hyperprolaktinämie ohne die genannte klinische Symptomatik hat keinen Krankheitswert.

Inwieweit eine Hyperprolaktinämie kausal für das Auftreten von Anovulationen, Zyklusstörungen oder Störungen der Sexualfunktion allein verantwortlich ist, oder ob der Einfluss von Neuroleptika auf den Hypothalamus und andere Regionen des ZNS die Sekretion des Prolaktins und gleichzeitig – aber unabhängig davon – die der Gonadotropine beeinflusst, ist nicht geklärt.

Der Anstieg des Prolaktinspiegels ist abhängig von der Dosis des Neuroleptikums, doch gibt es keine Korrelation zwischen der Dosierung und den auftretenden Nebenwirkungen bzw. zwischen den Prolaktinspiegeln und den Nebenwirkungen [39]. Zwar kann eine Hyperprolaktinämie mit einem Libidoverlust verbunden sein, doch haben bei diesen Patientinnen sexuelle Dysfunktionen meist eine multifaktorielle Ursache. Eine Überprüfung der Ergebnisse randomisierter Doppelblindstudien ergab, dass ein Libidoverlust bei jeweils 10 % der Patientinnen unter Haloperidol bzw. Risperidon aufgetreten war, dass aber unter einem Plazebo die Rate sogar bei 12 % lag [39]. Die Häufigkeit einer Amenorrhö lag bei Frauen, die täglich mit Risperidon in Dosierungen zwischen 1 und 16 mg behandelt wurden, zwischen 4 und 9 %, und der Anteil der Frauen mit Galaktorrhö bei 1 %. Unter der Behandlung mit 10 mg Haloperidol hatten 9 % der Frauen eine Amenorrhö, während mit 20 mg täglich keine Amenorrhö beobachtet wurde. In der Plazebogruppe wurde bei 14 Frauen eine Amenorrhö beobachtet (7 %) [39]. Aufgrund der Erfahrungen in Prämarketingstudien, bei denen unter einer Risperidonbehandlung Amenorrhöraten zwischen 0,1 % und 1 % beobachtet worden waren, dürfte eine massive Suppression der Ovarialfunktion eher die Ausnahme sein [40].

Eine durch Psychopharmaka induzierte Hyperprolaktinämie und ihre Auswirkungen auf die Ovarialfunktion und den Zyklus sind nach dem Absetzen des Medikaments reversibel.

Vermutungen über eine ätiologische Rolle von Prolaktin bei der Induktion von Brusttumoren bei Nagetieren gaben Anlass zu Diskussionen über ein erhöhtes Brustkrebsrisiko bei Frauen mit Hyperprolaktinämie. Die heute vorliegenden Erkenntnisse schließen einen solchen Zusammenhang aus. Es gibt keinen Zusammenhang zwischen den Prolaktinspiegeln und der Inzidenz des Mammakarzinoms, weder bei normalen Frauen noch bei Schizophreniepatientinnen vor oder unter der Behandlung mit Neuroleptika [41, 42]. Darüber hinaus haben ausgetragene Schwangerschaften, während der die Prolaktinkonzentration im Serum deutlich ansteigt, einen protektiven Effekt, und auch die Laktation hat eher eine günstige als ein ungünstige Wirkung auf das Risiko des Mammakarzinoms [43, 44].

Es gibt keine epidemiologischen Hinweise auf ein erhöhtes Mammakarzinomrisiko durch eine längerfristige Hyperprolaktinämie. Ebenso gibt es keine Hinweise auf einen nachteiligen Einfluss einer Neuroleptikatherapie bei Zustand nach behandeltem Mammakarzinom.

Maßnahmen

Grundsätzlich ist zu beachten, dass bei Frauen mit Schizophrenie aufgrund der zentralen Störungen eine besondere Stressanfälligkeit besteht, die auch ohne Behandlung mit Neuroleptika zu einer Dysregulation der hypothalamo-hypophysär-ovariellen Achse führen kann [38]. Deshalb sind vor einer Behandlung mit Psychopharmaka eine ausführliche allgemeine und gynäkologische Anamnese sowie unter der Therapie eine sorgfältige Überwachung angezeigt. Wenn eine Hyperprolaktinämie festgestellt wird, so sollte man sicherstellen, dass – unabhängig von der antipsychotischen Therapie – keine anderen Ursachen vorliegen, wie z. B. ein Prolaktinom oder eine Hypothyreose.

Wenn die Hyperprolaktinämie mit einer Galaktorrhö oder Amenorrhö verbunden ist, kann nach Ausschluss eines Makroprolaktinoms eine zusätzliche Behandlung mit einem Dopaminagonisten (z. B. Bromocriptin) in Erwägung gezogen werden. Obwohl dies umstritten ist, deuten die bisherigen Erfahrungen darauf hin, dass dadurch der antidopaminerge Effekt der Neuroleptika nicht beeinträchtigt wird [36]. In der Mehrheit der Fälle wird das Prolaktin in den Normalbereich absinken; Einzelbeobachtungen über das Fortbestehen einer Amenorrhö trotz Senkung der Prolaktinkonzentration auf unter 600 mE/l, aber auch über die Normalisierung des Zyklus mit nachfolgender Schwangerschaft trotz eines über 2000 mE/l verbleibenden Prolaktinspiegels belegen die großen individuellen Unterschiede hinsichtlich der Auswirkungen der Medikation bzw. einer Hyperprolaktinämie.

Wenn von einem traditionellen Neuroleptikum zu einem Medikament gewechselt wird, welches den Prolaktinspiegel nicht erhöht, so muss darauf hingewiesen werden, dass sich der Zyklus wieder normalisieren kann und eine Schwangerschaft möglich ist. Die Patientin muss über das teratogene Risiko einer Psychopharmakatherapie aufgeklärt und über geeignete kontrazeptive Maßnahmen informiert werden. Das Wiedereintreten normaler Zyklen hat nicht nur Vorteile, denn die zyklisch schwankenden Hormonspiegel können zu einer prämenstruellen Exazerbation der Symptomatik führen.

Kommt es unter der Behandlung mit Antidepressiva oder Neuroleptika zu Zyklusstörungen oder besteht aufgrund einer Amenorrhö ein langfristiger Östrogenmangel, so können atrophische Erscheinungen am Urogenitaltrakt auftreten und langfristig die Entwicklung einer Osteoporose oder Atherosklerose gefördert werden. Grundsätzlich sind bei einer Therapie mit Psychopharmaka die Auswirkungen auf die Ovarialfunktion zu beachten. Bei entsprechenden Störungen ist ein Wechsel des Präparats oder eine zusätzliche hormonale Behandlung in Erwägung zu ziehen. Im Falle von Anovulationen ist die regelmäßige Gabe eines Gestagens erforderlich, um die Entstehung einer Endometriumhyperplasie zu verhindern. Da niedrige Östrogenspiegel auch psychiatrische und kognitive Funktonen beeinflussen, kann bei nachgewiesenem Östrogenmangel eine sachgerechte Hormonsubstitution günstige Auswirkungen auf das psychische Befinden haben.

Literatur

1. Kuhl, H.: Wie Darmerkrankungen, Ernährung, Rauchen und Alkohol die Wirkung von oralen Kontrazeptiva beeinflussen. Geburtsh. Frauenheilk. 1994; 54: M1–M10
2. Kuhl, H.: Wie sich orale Kontrazeptiva und Medikamente in ihrer Wirkung beeinflussen. Geburtsh. Frauenheilk. 1994; 54: M23–M30
3. Kallio, J., R. Lindberg, R. Huupponen, E. Ilsalo: Debrisoquine oxidation in a Finnish population: the effect of oral contraceptives on the metabolic ratio. Br. J. Clin. Pharmacol. 1988; 26: 791–795
4. Guengerich, F.P.: Characterization of human microsomal cytochrome P450 enzymes. Ann. Rev. Pharmacol. Toxicol. 1989; 29: 241–264
5. Brosen, K.: Recent developments in hepatic drug oxidation – implications for clinical pharmacokinetics. Clin. Pharmacokinet. 1990; 18: 220–239
6. Back, D.J., M.L.'E. Orme: Pharmacokinetic drug interactions with oral contraceptives. Clin. Pharmacokinet. 1990; 18: 472–484
7. Abernethy, D.R., G.J. Greenblatt, M. Divoll, R. Arendt, H.R. Ochs, R.I. Shaderl: Impairment of diazepam metabolism by low-dose estrogen-containing oral-contraceptive steroids. N. Engl. J. Med. 1982; 306: 791–792
8. D'Arcy, P.F.: Drug interactions and reactions update. Clin. Pharm. 1986; 20: 353–362
9. Ellinwood, E.H., M.E. Easler, M. Linnoila, D.W. Molter, D.G. Heatherly, T.D. Bjornsson: Effects of oral contraceptives on diazepam-induced psychomotor impairment. Clin. Pharmacol. Ther. 1984; 35: 360–366
10. Stoehr, G.P., P.D. Kroboth, R.P. Juhl, D.B. Wender, J.P. Phillips, R.B. Smith: Effect of oral contracepti-

ves on triazolam, temazepam, alprazolam, and lorazepam kinetics. Clin. Pharmacol. Ther. 1984; 36: 683–690

11. Scavone, J.M., D.J. Greenblatt, A. Locniskar, R.I. Shader: Alprazolam pharmacokinetics in women on low-dose oral contraceptives. J. Clin. Pharmacol. 1988; 28: 454–457

12. Jochemsen, R., M. van der Graaff, J.K. Boeijinga, D.D. Breimer: Influence of sex, menstrual cycle and oral contraception on the disposition of nitrazepam. Br. J. clin. Pharmac. 1982; 13: 319–324

13. Abernethy, D.R., D.J. Greenblatt, H.R. Ochs, D. Weyers, M. Divoll, J.S. Harmatz, R.I. Shader: Lorazepam and oxazepam kinetics in women on low-dose oral contraceptives. Clin. Pharmacol. Ther. 1983; 33: 628–632

14. Patwardhan, R.V., M.C. Mitchell, R.F. Johnson, S. Schenker: Differential effects of oral contraceptives on the metabolism of benzodiazepines. Hepatology 1983; 3: 248, 253

15. Ochs, H.R., D.J. Greenblatt, H. Friedman, E.S. Burstein, A. Locniskar et al. Bromazepam pharmacokinetics: influence of age, gender, oral contraceptives, cimetidine and propranolol. Clin. Pharmacol. Ther. 1987; 41: 562–570

16. Ochs, H.R., D.J. Greenblatt, J.S. Verburg-Ochs, J.S. Harmatz, H. Grehl: Disposition of clotiazepam: influence of age, sex, oral contraceptives, cimetidine, isoniazid and ethanol. Eur. J. Clin. Pharmacol. 1984; 26: 55–59

17. Holazo, A.A., M.B. Winkler, I.C.H. Patel: Effects of age, gender and oral contraceptives on intramuscular midazolam pharmacokinetics. J. Clin. Pharmacol 28: 1988; 1040–1045

18. Luna, B.G., J.M. Scavone, D.L. Greenblatt: Doxylamine and diphenhydramine pharmacokinetics in women on low-dose estrogen oral contraceptives. J. Clin. Pharmacol. 1989; 29: 257–260

19. Roberts, R.K., P.V. Desmond, G.R. Wilkinson, S. Schenker: Disposition of chlordiazepoxide: sex differences and effect of oral contraceptives. Clin. Pharmacol. Ther. 1979; 25: 826–831

20. Fletcher, H.P., T.S. Miya, W.F. Bousquet: Influence of estradiol on the disposition of chlorpromazine in the rat. J. Pharmaceut. Sci. 1965; 54: 1007–1009

21. Abernethy, D.R., D.J. Greenblatt, R.I. Shader: Imipramine disposition in users of oral contraceptive steroids. Clin. Pharmacol. Ther. 1984; 35: 792–797

22. Prange, A.J., I.C. Wilson, G.R. Breese, M.A. Lipton: Hormonal alteration of imipramine response: a review. In: Sachar E.J. (ed.) Hormones, behavior, and psychopathology. Raven Press New York 1976; 41–67

23. Khurana, R.C.: Estrogen-imipramine interaction (Letter). J. Am. Med. Ass. 1972; 222: 702–703

24. Krishnan, K.R.R., R.D. France, E.H. Ellinwood: Tri-cyclic-induced akathisia in patients taking conjugated estrogens. Am. J. Psychiatry 1984; 141: 696–697

25. Edelbroek, P.M., F.G. Zitman, E.A.M. Knoppert-van der Klein, P.M. van Putten, F.A. de Wolff: Therapeutic drug monitoring of amitriptyline: impact of age, smoking and oral contraceptives on drug and metabolic levels in bulimic women. Clin. Chim. Acta 1987; 165: 177–187

26. Luscombe, D.K., V. John: Influence of age, cigarette smoking and the oral contraceptive on plasma concentrations of clomipramine. Postgrad. Med. J. 1980; 56 Suppl.1: 99–102

27. Schneider, L.S., G.W. Small, S.H. Hamilton, A. Bystritsky, C.B. Nemeroff, B.S. Meyers: Estrogen replacement and response to fluoxetine in a multi-center geriatric depression trial. Am. J. Geriatr. Psychiatry 1997; 5: 97–106

28. Crawford, P., D.J. Chadwick, C. Martin, J. Tjia, D.J. Back, M. Orme: The interaction of phenytoin and carbamazepine with combined oral contraceptive steroids. Br. J. Clin. Pharmacol. 1990; 30: 892–896

29. Zimmer, R., R. Gieschke, R. Fischbach, S. Gasic: Interaction studies with moclobemide. Acta Psychiatr. Scand Suppl. 1990; 360: 84–86

30. Szoka, P.R., R.A. Edgren: Drug interactions with oral contraceptives: compilation and analysis of an adverse experience report database. Fertil. Steril. 1988; 49 Suppl.: 261–266

31. Back, D.J., S.F.M. Grimmer, M.L.'E. Orme, C. Proudlove, R.D. Mann, A.M. Breckenridge: Evaluation of Committee on Safety of Medicines yellow card reports on oral contraceptive-drug interactions with anticonvulsants and antibiotics. Br. J. Clin. Pharmacol. 1988; 25: 527–532

32. Hoiland Hansen, T., F. Lundvall: Factors influencing the reliability of oral contraceptives. Acta Obstet. Gynecol. Scand. 1997; 76: 61–64

33. Kapur, S., R. Zipursky, C. Jones, G. Remington, S. Houle: Relationship between Dopamine D2 occupancy, clinical response, and side effects: a double-blind PET Study of first-episode schizophrenia. Am. J. Psychiatry 2000; 157: 514–520

34. Dericks-Tan, J.S.E.: Grundlagen der Prolaktin-Diagnostik. Schattauer Stuttgart New York 1988, 1–122

35. Checkley, S.: Neuroendocrine effects of psychotropic drugs. In: Grossman A. (Ed.) Bailliere's Clin. Endocrinol. Metab. 5:1 Psychoneuroendocrinology 1991; 15–33

36. Pollock, A., E.H. McLaren: Serum prolactin concentration in patients taking neuroleptic drugs. Clin. Endocrinol. 1998; 49: 513–516

37. Gründer, G., H. Wetzel, R. Schlösser, I. Anghelescu, A. Hillert, K. Lange, C. Hiemke, O. Benkert: Neuroendocrine response to antipsychotics: effects of drug type and gender. Biol. Psychiatry 1999; 45: 89–97

38. Dickson, R.A., M.V. Seeman, B. Corenblum: Hormonal side effects in women: typical versus atypical antipsychotic treatment. J. Clin. Psychiatry 2000; 61 Suppl. 3: 10–15

39. Kleinberg, D.L., J.M. Davis, R. de Coster, B. van Baelen, M. Brecher: Prolactin levels and adverse events in patients treated with Risperidone. J. Clin. Psychopharmacol. 1999; 19: 57–61

40. Kim, Y.K., L. Kim, M.S. Lee: Risperidone and associated amenorrhea: a report of 5 cases. J. Clin. Psychiatry 1999; 60: 315–317

41. Mortensen, P.B.: The occurrence of cancer in first admitted schizophrenic patients. Schizophrenia Res. 1994; 12: 185–194

42. Koenig, K., P. Toniolo, P. Bruning, J. Bonfrer, R. Shore, A. Zeleniuch-Jacquotte, B. Pasternack: Prospective study of serum prolactin and breast cancer (Abstract). Am. J. Epidemiol. 1993; 138: 601

43. Adami, H.O., G. Adams, P. Boyle, M. Ewertz, N.C. Lee, E. Lund, A.B. Miller, H. Olson, M. Steel, D. Trichopoulos, H. Tulinius: Breast-cancer etiology. Int. J. Cancer 1990; Suppl.5: 22–39

44. Velentgas, P., J.R. Daling: Risk factors for breast cancer in younger women. J. Natl. Cancer Inst. Monographs 1994; 16: 15–22

7 Sachverzeichnis